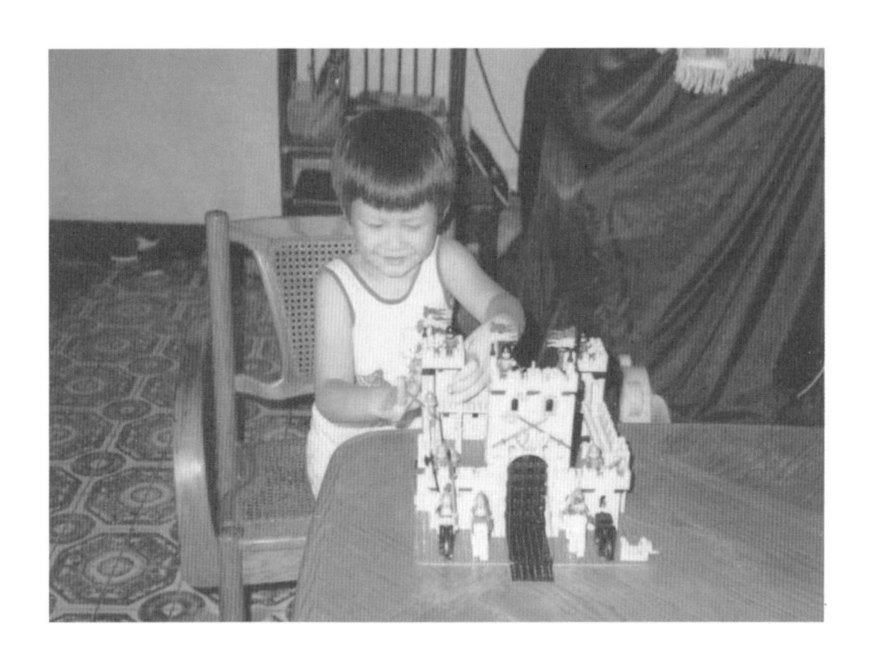

∧ 我五歲時組裝的樂高積木大城堡。

∨ 國小開始，有時在床上，會抱著印有「成功」字樣的排球，一抱就超過十年以上。

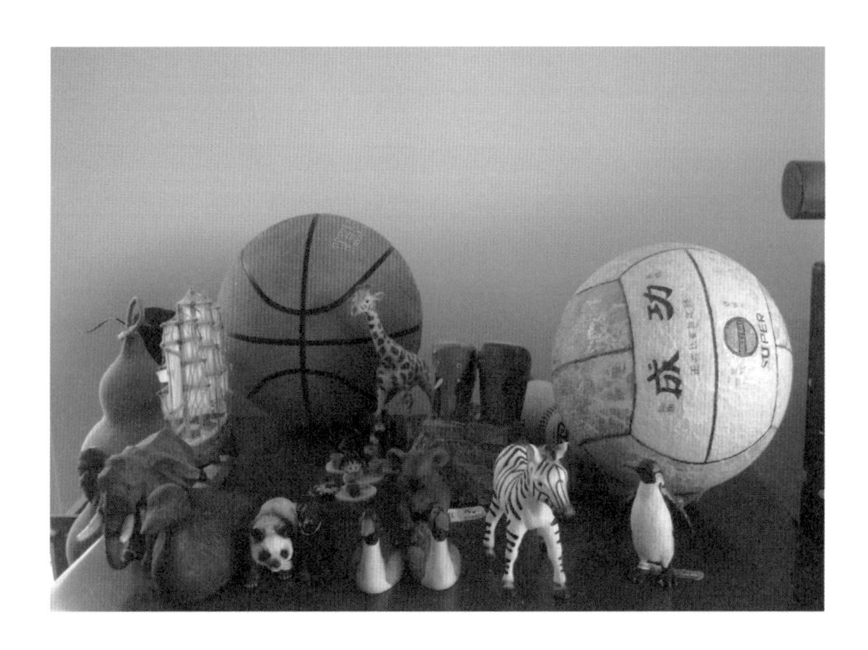

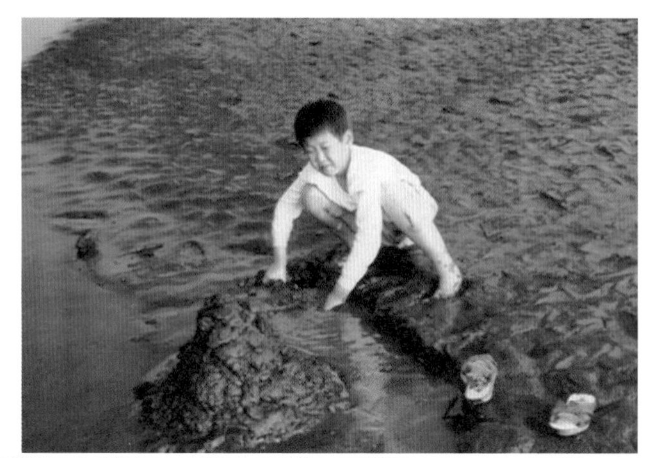

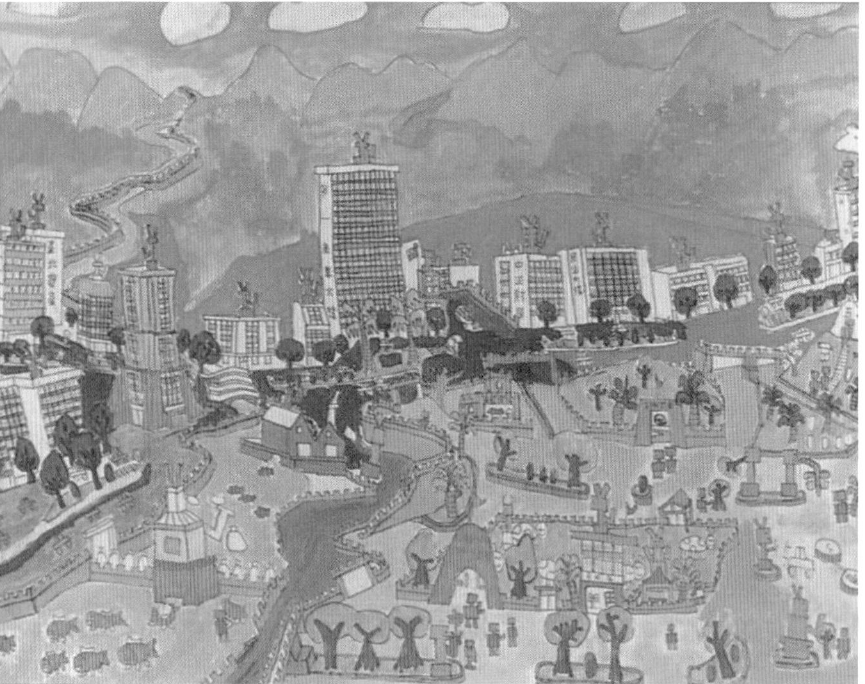

∧ 我喜歡玩沙，在溪邊創造多樣空間感。

∨ 我的科學想像畫作品，獲得第七屆國小第二組第二名。
資料來源：國立台灣科學教育館 優勝作品專輯 P81 1992年六月

∧ 國一的我，手上拿著白色排球，這時已在家自製紙模型成品，
其中有三輛彩虹公車(32歲時只剩一輛)。

∨ 我在大學就讀景觀系時期，於綠樹下的獨照。

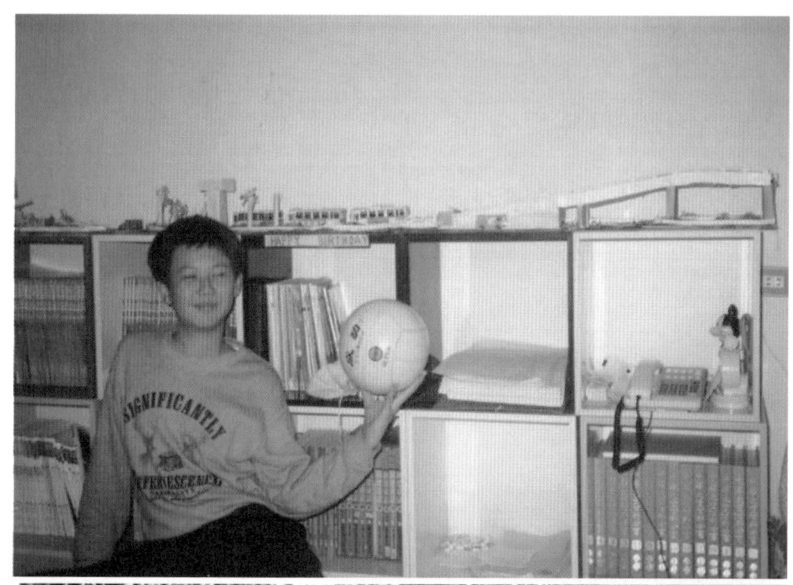

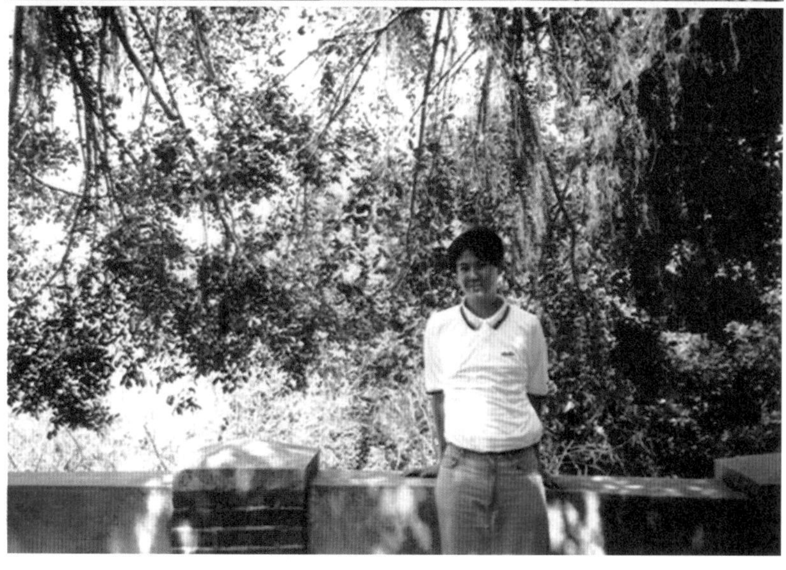

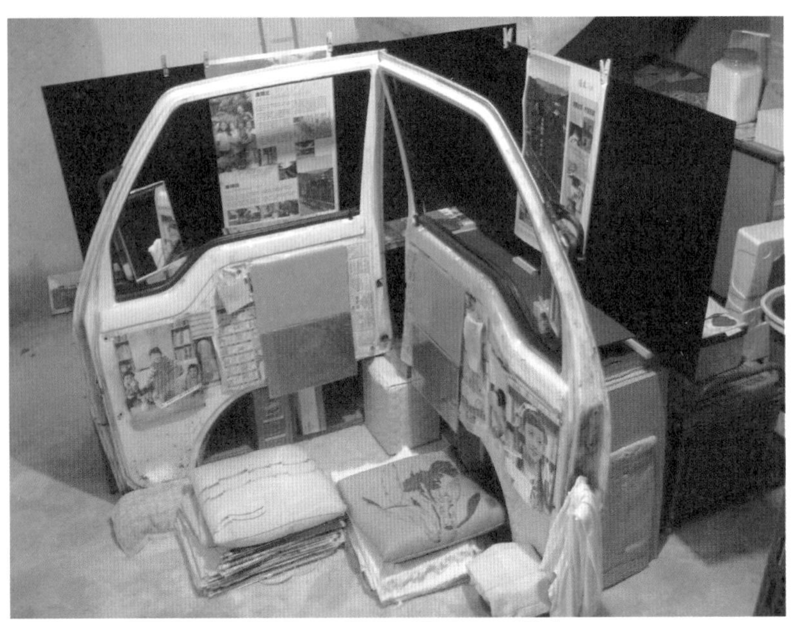

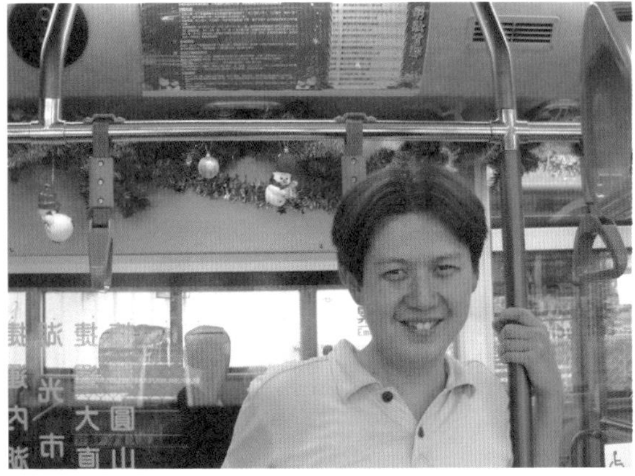

∧ 我將報廢的貨車車門改裝為屋內玻璃搖窗機，回味小時候在轎車上，手握鼓手搖車窗，觀看玻璃升降的樂趣，還可做手腕運動。

∨ 我參加首都客運2009年的耶誕彩妝公車活動，布置21路的169-FQ低底盤公車完成後的合影。

台灣第一個取得碩士學位的肯納自閉症者

會說話的虎尾蘭

蔡松益——著

〔推薦序一〕

自閉症的視知覺特徵

宋維村

約二十年前，讀一本由患有自閉症的成年人和母親合著的一本書，書中由母親描述孩子小時的某些難以理解的行為，接著由孩子敘述當年出現這些行為的經驗，譬如，母親發現開某台電視孩子就尖叫，而孩子回憶：那個節目某個人說話的聲音很可怕。這種敘述方式使人對自閉症患者的某些怪異行為得到患者合理的解釋，對瞭解自閉症的行為特徵和提供幫助的方法有很大的幫助。讀了那本書之後，我想對自閉症的某些現象，除了患者的認知感受解釋及家人觀察到的行為之外，這些現象也有心理學、生理學和病理學的研究和解釋，若能結合患者和父母的經驗以及醫生的知識，將可對自閉症的症狀做較完整的詮釋。我這個想法曾和幾位母親討論過，但要有能回憶並敘述經驗的高功能自閉症患者，並有保留紀錄據之做完整描述的母親，如有他們的合作加上他們願意將私密的經驗提供給大眾閱讀，我這個想法才能執行。因此，這個夢想至今尚未實現。

蔡松益邀請我替他的書寫序，是我莫大的光榮，因為松益的成長面對許多挑戰，自閉症之外，視力不佳、眼球震顫也影響他的學習，幸而他十分聰明又記憶極佳，在父母及老師的教導和鼓勵之下，漸漸發展出仿說、自動說及交談的語言，以及注意別人的情緒和別人互動的社會功能。他不只用比別人更多的時間學習和練習，更要克服困難，讓別人認識他、瞭解他。現在松益研究所畢業幾年了，但還等待伯樂認識他的能力，給他工作、創作的機會，他才能將能力作更好的發揮。

替松益的書寫序，讓我想起要和患自閉症的人合作的未實現的夢想。讀了書稿，發現「愛記路的孩子」、「先學會認路、認字、才開始學說話」、「沉浸在繽紛色彩的圖畫世界裡」、「立體感的創作之樂」、「直視他人與自己，開始交流」，對虎尾蘭和欖仁樹的觀察和描述等章節，正呈現出松益和別人不同的「視知覺」特色，因此我以自閉症的視知覺特徵為題目，介紹自閉症常見的視知覺現象，以及醫學對這些視知覺特徵的研究發現。

患自閉症的兒童有許多視覺症狀，這些症狀有些從出生就出現，有些在出生幾年後才較明顯，有些持續到成年，有些則年紀漸長症狀變輕或完全消失。眼睛不看人、避開和他人的目光接觸，是最常見的視知覺症狀，其他常見的症狀可大致分為對視刺激反應太強和反應太弱二類。怕亮光、怕黑暗、眼瞼下垂、眼睛半閉看地下等現象，可能是患者對某些光線過分敏感的調適現象。另一類症狀可能是視覺反應不敏感或偏好某些視覺刺激，而尋求比一般人更多的刺激，譬如，斜著眼睛用周邊視野看東西、看水波、照鏡子、看反光、看車輪壓在地面的痕跡或光影變化、眼睛看亮光手指張開在眼前晃動等，常在年幼的中低功能自閉症患者身上看到，而被視為怪異行為。對一位患自閉症的人而言，可能同時存在對某些視覺刺激過分敏感，而對另一些視覺刺激十分不敏感的現象。拿松益來說，他對看人的臉、認人的臉十分不敏感，因此他要努力「記憶更多面孔」來認識親戚，而他對「老虎尾巴」、「虎尾蘭」、「立體關係」卻鉅細靡遺的印記在他的腦子裡，並且逐漸發展到對許多植物的興趣，最後以景觀設計作為他的學術研究目標。對這些不同於一般人的視覺刺激反應，醫學研究有什麼發現呢？

對知覺刺激的過分敏感和過分不敏感的現象自一九七〇年代就開始研究，近十年來，由於解析力較強的腦波、磁振掃描（MRI和fMRI）、正子掃描（PET）、磁腦圖（MEG）及電子晶片協助的研究方法等在方法學上的進步，使得自閉症類病患（以下簡稱ASD，包括自閉症、艾斯格格症和非典型自閉症）的視覺障礙的研究多起來，有更多的研究成果報告出來。然而這些報告，在實驗方法、樣本的診斷方法和年齡、對照組的有無和對照組的選取原則等，方法學上有不少差異之處，因此不少研究結果出現不一致甚至互相矛盾之處。底下將比較重要的研究結果加以介紹給讀者。

視覺歷程指從注視、看到的訊息傳到視網膜，經視神經傳到大腦的許多部分，最後解讀出看到的訊息的歷程。ＡＳＤ的視知覺歷程研究發現，ＡＳＤ對明暗對比的敏感度可能和對照組有差異，有研究發現，ＡＳＤ在較簡單的明暗對比測試敏感度高於對照組，但在複雜的對比實驗則敏感度低於對照組。在視覺形狀的知覺歷程，有一個研究發現高功能自閉症患者的反應閾值，不只高於正常對照組35.5％，也比艾斯柏格症組高26％，顯示視覺形態的知覺和自閉症的嚴重度有關。研究也發現ＡＳＤ患者對靜態的形狀知覺和部分顯示的物體形狀的知覺是正常的，但深度距離的知覺可能有障礙，因為有的患者貼著人講話使人感到不舒服，自己卻不覺得太近。此外，有些圖像容易使一般人產生錯覺，但這些圖像測驗，ＡＳＤ患者卻比較不會產生錯覺。

在顏色知覺方面，臨床上常見ＡＳＤ患者特別喜歡某些顏色或害怕逃避某些顏色。有個研究測驗ＡＳＤ和對照組的閱讀速度，結果發現加上顏色後，ＡＳＤ組的閱讀速度加快13％。但是在顏色區辨的研究上，樣本大都是在小學到國中這個年齡的ＡＳＤ患者，ＡＳＤ組明顯落後於正常對照組至少三年。研究者也發現顏色區辨能力的發展，和語言能力密切相關，故ＡＳＤ患者可能受語言能力發展障礙的影響，而干擾顏色區辨能力的發展。

最後我們來討論一下自閉症患者對人臉和對物體的視知覺。肯納一九四三年報告自閉症的論文，就已描述自閉症患者不看人、避開視線接觸，但對物體有特殊的興趣，而且常以極好的精細動作操弄物體，並保存較好的拼圖能力。近十年的研究，發現ＡＳＤ患者辨認物體、辨認人臉、辨認人臉的明顯基本表情、和注視物體的能力都沒有明顯障礙，但對認臉比對認物沒有興趣，而且對認知複雜的臉部表情的能力較差，但可辨認熟悉的同一個人的複雜的臉部表情，或熟悉情境的複雜臉部表情。除了表情之外，也有人研究由人臉分辨臉主人的性別，結果發現ASD患者在這方面的表現較差。

探討對人臉的反應差異，研究者追蹤受測驗者看人臉時，視線停留在臉的部位的時間和視線移動的路線，結果發現一般兒童的視線主要落在眼睛和眼睛附近，而自閉症兒童的視線卻落在嘴、額等部分，極少注意眼睛和眼睛附近。研究也發現ASD患者處理解讀注視眼睛附近的資訊的效能較佳，而人的表情、情緒、態度，甚至性別辨識，都可由眼睛附近的細微表情表現出來，這可以解釋ASD患者較難理解別人的複雜的表情。研究指出ASD患者處理注視眼睛附近的資訊效能不佳，可能是患者自幼不看人的眼睛附近所導致的結果。可是自閉症患者為什麼從小就不看人？

在大腦神經解剖學上，處理看人臉的神經資訊最相關的是大腦枕葉的楔形迴，被稱為楔形臉區（Fusiform Face Area，簡稱FFA）和顳葉的杏仁核。約從二〇〇〇年開始，用fMRI、PET、MEG等影像學工具研究自閉症患者看人臉時FFA的激發反應，有不少報告指出ASD患者在看人臉時，其FFA激發反應弱，顯示其FFA在看人臉時的反應不足，而指出FFA被看其他物件的功能區佔據或取代。然而最近的研究，卻發現若能誘導ASD患者注意看臉，其FFA仍有反應。至於杏仁核，它是情緒反應的重要神經解剖位置。約二〇〇〇年左右的報告，均指出ASD患者在看臉部的情緒表情時其杏仁核激發反應很弱，但最近的研究卻又有不同的結果，亦即杏仁核的激發反應強度和受試是否熟悉刺激物有關。因此ASD和FFA障礙或杏仁核障礙的關係，都尚無定論，有待繼續研究。

從前面初步整理的研究結果，大都尚無定論，這可能和ASD的診斷類別、受試患者的語言功能、年齡，智商等有關。有人指出，ASD的視知覺能力很可能是呈雙峰分佈，即某功能有一群患者超好，而另一群患者卻很差；如果沒有將患者適當分類，而將整群ASD混在一起，研究會持續出現不一致的結果。另外，從上面所舉視知覺的研究結果，可以幫助我們瞭解ASD的症狀大都有生物學的詮釋，不是患者「故意」不看人不理人。希望從這個角度，我們能更瞭解ASD。

謹以此文做為認識自閉症的部分現象的開端，引起讀者對蔡松益這本書的興趣，由瞭解自閉症，進而接受自閉症的特別行為和特殊需要，幫助他們發揮潛能並貢獻於社會。

宋維村 謹識
前天主教若瑟醫院院長

〔推薦序二〕

正面取向，肯定接納

楊思根

截至二〇一〇年十月止，在台灣的學校，念到大學研究所碩士班畢業的肯納自閉症者，只有蔡松益一人，同時也是華人肯納自閉症（大陸稱孤獨症）者中唯一寫自傳成書的著者。語言表達能力通常較差的自閉症者，竟然能以流利的文筆回憶幼、少、青年期的點點滴滴，提供家長和老師們親身體驗的第一手資料，實在難能可貴。近年來自閉症的出生率急速在增加，這本書無疑地將大大促進全球華人對自閉症的肯定與接納。

自閉症者因有先天性的感覺系統過敏或遲鈍的功能性障礙，很可能從小會有畏縮／不怕危險、孤僻／暴躁、古板／偏好、執著／不在乎、打人／自殘等兩極行為。其餘如眼睛不看人、我行我素、不合群、不理會社會規範、語言發展遲緩、有溝通障礙等亦是典型的特質，但老天也同時給了他們記憶力強、專注力強，以及在音樂、圖工的特異潛能，只要能善加引導，通常能在這些方面有出色表現。

只可惜許多自閉患者在無法得到外界理解的情況下，從小就被父母的責罵與無奈、同儕的排擠、教師過高的管教或放任不管、社會人士的歧視等負性刺激重重包圍。讓這些憨直、率真，可愛的「野人」，因成長的空間被諸多負性刺激堵塞，而只能被侷限在社會的陰暗角落，甚至在頻繁進出精神病院的生活裡終了一生，不僅是可悲又可嘆的一件事，也是這個社會莫大的浪費。

自閉症者就如同一粒陌生的種子，種子能否發芽、開花，結果全靠外在條件——土壤、陽光、水份等是否適宜。想像台灣阿里山的參天巨樹，如果當初那種子掉落在貧瘠的沙土中，很可能早就夭折。要不是松益的父母及有關人員如園丁般地照料，給予身心成長所需的養分和發展的空間，也絕不可能有今日的蔡松益。例如，一般家長發現自閉症的孩子上學時被欺負時，通常就立刻向師長和對方家長興師問罪，反導致孩子不上學，在家發脾氣過日子，蔡媽媽卻邀請頑皮的同學來家裡歡敘，化「敵」為友，並協助教師確保松益在學校享有無障礙、充分發展的空間。

而在醫療上我們也慢慢發現，以往負面取向、對症下藥、以毒攻毒式的醫療，即使再進步也消滅不了病毒、細菌；轉向以活化、提昇生命能量、增進免疫力、修復力為核心，已逐漸成為主軸。

對一般人來說，這些看來固執、封閉，卻有著較常人專注、堅毅性格，且擁有許多未知潛能的靈魂，也不啻是提供另一種省思生命的機會。因為，自閉症者不是病患！他們只是另類的存在，就像來自外星或不同國度的異邦人！畢竟，在這個距離已大大縮短的地球村裡，唯獨人心之間的距離仍然遙遠，對於異於自己的文化與標準接受度也仍低。要讓這隻生命共同船「地球村」的理念真正成形，彼此和睦共存，就得重新肯定生命、接納各種大自然帶給我們的生命。

慶幸蔡松益享有發展的空間，同時也熱切希望有更多的家長、老師能因為此書，從中尋找到屬於自己的方法，並得到更多能量，以便為逐年增多的自閉症幼兒們提供能發展其潛能的空間，讓每個肯納兒都能在正向、快樂的成長大道上邁進。

本文作者為前台灣肯納自閉症基金會董事、前台灣大學附屬醫院技正

〔推薦序三〕

鼓勵與放手，肯納兒的早期療癒

詹和悅

從三十年前，第一次在台大兒心中心接觸松益，看著他一路從幼稚園順利銜接九年的義務教育，並順應著自己的興趣，攻讀景觀設計學系及研究所，甚至開始自行接洽出版社，將經營多年的部落格文章集結成書，心裡真是百感交集。

從前，人們總覺得肯納兒就像是有個大缺口的圓，未明原因的腦部問題讓他們天生就比較缺乏主動觀察的能力，也因此造成學習與人際上的障礙。但三十幾年的早療經驗卻讓我深深體會，孩子們在學習與溝通上的障礙是容易克服的，難的反而是家長如何克服心裡的障礙，盡早跨出第一步。

曾有一位母親告訴我，當她的孩子被判定為肯納自閉症者時，感覺就像被判了無期徒刑一樣！尤其，這位母親所身處的環境，是二、三十年前外界對肯納症都還不是那麼熟悉，相關醫療資源與社會福利也不充分的時代，為了照顧好這樣一個孩子，許多家庭甚至得犧牲一份薪水，長期壓在父母心裡與肩上的重擔，的確常造成許多悲劇。

即使在相關資訊與資源日漸充裕後，許多未經證實、甚至因各種商業意圖被刻意渲染的資訊，也常造成年輕父母們的焦慮，於是散盡千金者有之，許多家庭甚至舉債，就為了將各種可以拿到手的藥方敲進孩子們先天的缺口，企圖彌補這個圓。

但事實上，肯納症的孩子最需要的是父母的「面對」與「陪伴」，父母愈早面對這個孩子的不同，從孩子的本質中發掘他們的「優勢能力」，給予鼓勵與支持，讓這些能力發揮得更飽滿，才是補滿這個圓的正確方式。

當初，松益的父母眼見他對植物的熱愛、對自然景觀與城市空間的觀察時，能充分滿足他的好奇，並加以鼓勵，是松益今天能在景觀設計上學有所長的最大主因；但更重要的是，如果當初他們沒有堅持讓松益和一般孩子一起學習，並適度學著「放手」，培養他的生活自主能力，也不會有今天的成果。

在「鼓勵」與「放手」間的拿捏，常是家有肯納兒的父母最大的考驗，也是肯納症的孩子能否自立的重要關鍵。

還記得，當時和松益一起接受早療的孩子中，有個孩子的家長和松益的父母可說是明顯的對照組，這對父母在發現孩子從早療課程中顯露的繪畫才能後，立即替他報名了各種才藝班，即使在我們屢次勸導：「孩子的優勢能力就像是撲不滅的火一樣，是很難被澆熄的，但這階段最重要的課題，卻是讓他學習同理、養成生活常規，讓他未來和一般孩子學習的痛苦期能縮短。」這個孩子仍在父母的安排下，逐漸成為一個有「才能」，卻缺乏生活自理能力，甚至有些任性的小霸王。

在此同時，松益的父母則是配合著兒心中心的安排，從簡單的挑食、生活作息等常規做起，並在松益進入學校體系後，用加倍的耐心與心力去觀察他、陪伴他。

在學校被欺負，是許多家長常遇到的困擾。很多人會因此請求老師特別關照，甚至在發生衝突時，找上老師或對方家長興師問罪，但松益的媽媽卻是選擇將這些同學請到家裡玩，讓同學有機會瞭解松益的不同，也讓松益學習和這些同學相處。

擁有這樣一個孩子，或許是對父母最大的考驗。但一個家庭是否圓滿，關鍵絕對不在孩子，而是在父母本身。

在多年的輔導與治療經驗中，我們也欣見有愈來愈多的父母在選擇面對後，因為積極投入對肯納的瞭解、社群的建立與互助，而讓自己的人生變得更圓滿，家庭更和諧。

在此亦祝願，這樣的勇氣與能量，能降臨在每個需要的父母身上。

本文作者為前台灣肯納自閉症基金會首席顧問、前台大兒心治療師

〔自序〕

摸綠色老虎尾巴的小孩

蔡松益

虎尾蘭會說話嗎？因為我從小對植物、景觀建築物專注觀察，產生了與環境對話的習性，在國小上課教室內的一盆虎尾蘭，那長長的葉子吸引我的目光，習慣用手去摸一摸，且對著虎尾蘭說話，使得班上曾有幾位同學乾脆為我取了個「虎尾蘭」的外號。

很多人說，肯納兒像是來自外星球的孩子。

不懂得看人臉色、習慣自言自語，常有嚴重的偏執，是多數人對我們的第一印象；永遠不夠社會化、甚至無法自立，則是家有肯納兒的父母，心裡最大的痛和恐懼。

但在走過三十幾個年頭，經過我對「地球人」長期觀察後，我發現，如果「社會化」就是人家說什麼你就照做，生命裡沒有任何值得自己偏執的事物或夢想。那麼，地球人其實也沒什麼好當的嘛。

當然，我相信這是因為一路走來，有太多人給我幫助，才能讓我走出未明原因造成的表達障礙，有太多人對於我的「不同」給予包容，才讓我在這些不同中，尋找且持續灌溉成得以「自立」，甚至「自傲」的能力。

兩歲半時，當其他小孩已經能說出成串的句子，厲害一點的搞不好都會唸「ㄅㄆㄇ」或「ABC」了，我卻還停留在用喊叫和哭鬧的方式回應，我很難想像，爸媽當時是以什麼樣的心情帶著我去求診。

但在我透過醫師與治療師的引導，一步步從自己的世界走出來時，記憶中滿是爸媽帶著我到公園走平衡木訓練我的平衡感，帶著一家大小出遊，盡情滿足我對大自然與繁華街景的好奇片段。

從小到大脫隊對我來說是家常便飯，但媽媽會在看到我自行歸來後，壓下剛才擔心我走失的恐懼，來仔細了解我進行了哪些探察，並稱讚我在「記路」方面的本事。

我小時候喜歡欣賞動物，在動物園看到老虎，望著那兩種色彩搭配的尾巴，真想去摸摸看；但此時我的腦海想起，曾在書中發現老虎滿兇的內容回憶，且發現動物園有設置圍欄保護遊客，覺得摸老虎尾巴似乎是滿危險的，只好作罷。

但當我在國小上課的教室內，驚訝地發現窗戶旁的一盆虎尾蘭，葉子有著像是老虎尾巴的紋路，順手摸了一會兒，並小聲地向它說話，因此我曾被班上幾位同學以此植物名稱招呼，而覺得自己是會說話的虎尾蘭，好有趣。放學回到家開心地跟媽媽說：「我在摸老虎尾巴耶！我是虎尾蘭喔！」也成為媽媽口中向人驕傲宣示的證據——「松益其實很有想像力喔！」

就連從小到大，我常不知道她為何哭、為何笑，總會好奇地用各種惡作劇的方法，好在她臉上刺激出更豐富表情的妹妹，也還願意在忍受我這麼多「折磨」後，透過文章告訴我——我覺得有你這樣的哥哥很酷喔！是你教會了我同理與耐心，因為有你，讓我的人生也跟著特別了起來。

走過景觀系與研究所碩士班的發展與學習路程，我期望能有更多綠化或美化的空間，提供人們優質的生活環境。因此環境景觀與生活企劃，是我熱愛的領域。盼望我們的生活環境可以越來越美好、人生越來越快樂、人際互動越來越和諧。

走出先天的限制，到現在，擁有自己喜愛的事物與生活。相信我走過的過程，同樣也是許多肯納自閉症者，甚至許多「與眾不同」的孩子們，或成人們會有的歷程，希望我的故事，能為家庭與社會帶來一些力量，並為他們及與他們互動的人，帶來省思及勉勵。

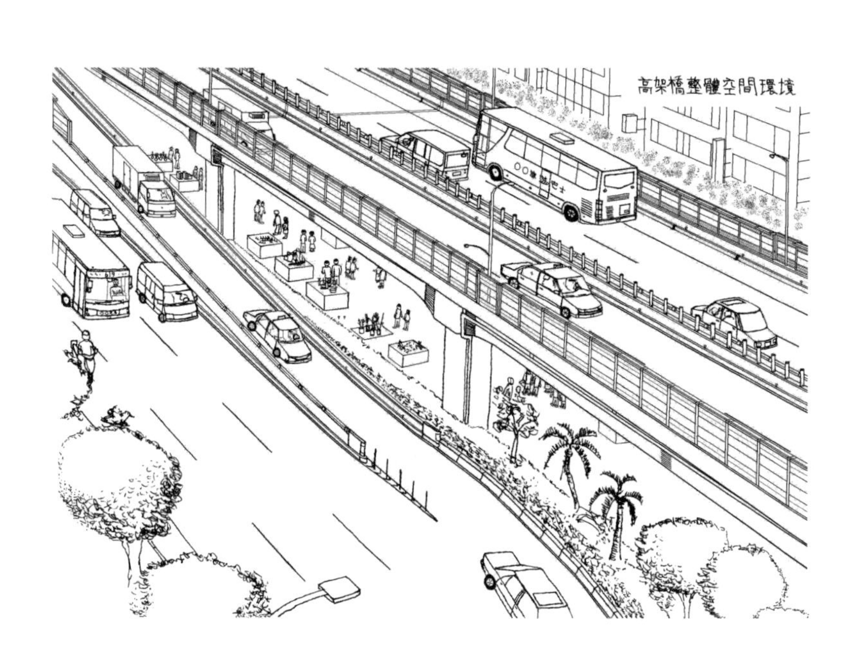
高架橋整體空間環境

〔目錄〕

第三部 人際關係的轉捩點

第四部 做事情，求學問

第五部 充實興趣增加技能

後記

第一部

不是沉默，只是蟄伏

一、從恐懼到面對

人們對於全然未知的事物，總是容易產生恐懼反抗的心理。

做為一個曾被診斷為幼兒自閉症的人，雖然我總是積極面對生活中的每一件事，按部就班，以正面態度去處理，但這並不表示，我一開始就能接受自己的與眾不同。

回想過去，當我第一次看到「自閉症」三個字的時候，簡直就像遭到雷擊一樣，非但不能接受，還抗拒得很強烈。

我才不是「自閉症」！

國小五年級的某一天，在家裡餐廳桌上看到一份文件，上面印有「自閉症」的字樣，當時感到很訝異，腦子想著：「我在學校可以和老師交談，也可以和一些同學談話、交流互動，怎麼可能會有自閉症？」

那是我第一次見到「自閉症」三個字。

印象中那份文件，好像是中華民國自閉症基金會的會訊，我翻開它，閱讀裡面的文章與圖片，發現基金會還舉辦了相關的活動。

雖然我學了四年多的「國語」，認識的生字與詞句也不少；但是對「自閉症」這三個字，依然似懂非懂，直覺應該是在陳述「自我封閉」的現象。

我無法置信，不斷地以腦袋想，既然在學校的課業學習，都跟得上大家的腳步，而且和老師與同學間有話可談，與家人和親戚朋友互動時，我也可以和他們聊一聊，我又沒有自我封閉的情形。怎麼會是「自閉症」者呢？當然要全力排斥參加和「自閉症」相關的活動，免得被貼上標籤，恐壞了我的學習與人際關係，甚至影響到家人的社交。

要是親戚朋友知道我是「自閉症」者，以後還會不會繼續秉持著熱誠的心，來迎接我和家人的到來。例如在過年除夕夜時，當大家在圍爐享受豐盛年夜飯，及飯後的聊天時刻，我甚至是家人，卻可能無法參與，得孤伶伶的過除夕夜。

對「自閉症」一詞似懂非懂，且不太了解「自閉症」的行為模式下，誤解成「自我封閉」，耽心別人「這家怎麼會有『自閉症』者，」而不願往來，影響到我，甚至是家人和親戚朋友間的互動，恐怕也會影響到我在學校與老師和同學間的互動。我才不要過如此單調、被排擠，甚至連累家庭，影響家人心情的人生，因此我要拒絕讓自己成為「自閉症」者。

恐懼「自閉症」影響在學生活

因此我以懇求的心情極力拜託媽媽，不要帶我參加自閉症基金會的活動，因為害怕若被人宣傳說：「蔡松益有自閉症。」擔心這個消息萬一傳到學校，老師還會不會繼續有耐心地教導我？同學會不會無法諒解我的與眾不同？喜歡我的同學會不會變少？我在學校的生活，會不會因此由彩色轉變為黑白？

最害怕與擔憂的地方，就是由「普通班」轉到「特教班」上課，因為我將可能無法和普通班的同學一起上課，且特教班上課方式也可能和普通班不一樣，怕影響到我的學習成效。

因此當時的我，只要聽到有人對我說「自閉症」三個字，常會想抓狂的大吼大叫，表達我被冠上「自閉症」者的不滿。

媽媽發現我對「自閉症」三個字反應如此激烈，在經過一番考量後，決定不帶我到中華民國自閉症基金會參加活動，以免我太過抗拒，造成反效果。

直到那時，我心中的大石頭才放下來，高興地繼續和班上的同學往來，和老師討論課業，和家人的親戚朋友聊天互動。在沒有被貼上「自閉症」標籤的情況下，我不但沒有被送到「特教班」，並順利地自國小畢業，得到了學習的成就感。

克服情緒，尋求同儕認同

雖然成功抵禦了「自閉症」這個稱呼，卻也開始讓我對自己與同學的不同，有了更多觀察，並發現自己與同學之間，的確是有些不一樣的地方。

比方說，我比一般同學更難以承受被開玩笑、惡作劇的感覺。每當有同學捉弄我，就會感到很不愉快，雖然努力靜下心，試圖控制住情緒，但偶爾還是會失控，當場脾氣爆發，把場面弄得很僵。

記得在國小一、二年級時，有幾位同學會對我扮出「拉嘴」的表情，就是同學用雙手把他們的嘴唇，往左右兩邊拉寬，似乎是在對我扮鬼臉。當時的我覺得，為什麼同學不用正常的臉色和我玩，而要拉嘴來逗我、嚇我，讓我覺得好難過，於是當場在教室裡哭了出來。

老師見狀後前來處理，並在事後告訴媽媽這件事。

回到家後，媽媽先是鼓勵我，當遇到班上同學對我扮鬼臉時，先不要哭，心要靜下來，讓同學覺得這齣惡作劇，不但無法發揮效果，還會因為他自己經常用手拉嘴，讓嘴巴不舒服。我聽了媽媽的建議，開始學習沉著面對班上同學對我扮鬼臉，過了一段時間後，同學才漸漸不再對我拉嘴扮鬼臉。

好在當時我沒有被貼上「自閉症」的標籤，不然我真擔心，同學對我開玩笑，甚至惡作劇的程度，會不會更加地嚴重。

之後我幾乎都運用這種「慢慢來，不要急」的方法面對同儕，這不但有助於心情平和，也讓我得到友誼。

從接納自己到產生同理心

因為媽媽的循循善誘，以及不強迫面對的作法，讓我慢慢接受了不同於其他人的自己，我不再只因為聽到「自閉症」三個字就有劇烈反應。國小六年級某天放學回家後，我在家裡餐桌上，又看到另一期中華民國自閉症基金會的會訊時，只隨手翻了一下，就轉交給媽媽處理，之後也沒將「自閉症」的恐懼放在心上。

此時，當我回憶第一次接觸到「自閉症」這名詞，在細想之下，才理解那時候的我，為什麼會深深恐懼這個名詞。

我在內政部統計處官網身心障礙人數統計資料中，發現自閉症逐年人數統計，在一九九二年剛開始統計時，人數大約兩百多人，那時我已經念國中了，或許在我念國小時，全台灣自閉症者人數可能更少，使得社會大眾對「自閉症」名詞可能更為陌生。

因此當時的我，很害怕一旦被貼上「自閉症」的標籤，會讓部分往來的朋友，誤以為我是「自我封閉」的人，不擅於社交，而不願意繼續這段友誼，因此我排斥自己是「自閉症」者。念國三時，我看見自己的殘障手冊（後改稱身心障礙手冊），上面只有寫輕度視障，沒有我不喜歡的「自閉症」字眼，讓我覺得好欣慰，沒有「自閉症」的標籤，可以好好地耕耘人際關係，拓展自我人生。

但全台灣肯納自閉症人數，到了二〇一〇年第四季，已增加到約一萬人以上。面對不斷增加，並「破萬」的人數，從自身的經驗，我覺得這些人更需要社會大眾更多的關心與接納，並由政府、民間等組織，透過醫療、教育、工作、復健、社會福利等方式，盡力讓每位自閉症者或其家庭，也能享有和社會大眾一起努力打拚的權益。

我從國小、國中、高中、大學乃至研究所碩士班，在學校都不願意讓老師或同學，知道我小時候是「自閉症」者，以免影響到人際關係與學業的發展，直到研究所碩士班畢業後，對「自閉症」名稱不再恐懼，因為我希望更多自閉症者，都能各自盡力發展、進步，受到更多人的肯定與接納，甚至順利地融入社會一起打拚發展，並盼望能有新名稱來取代「自閉症」。

因此有時我會利用和人互動，侃侃而談的機會，分享我從小時候成長過程中，逐步克服恐懼「自閉症」，並發展自己所擁有的興趣與專長，建立肯定與接納的想法，傾聽多元聲音的經驗。

避免誤會，「自閉症」應正名為「肯納症」

從字面上來解讀「自閉症」，很容易讓人誤以為這些人具有自我封閉的傾向，有些負面意味，至少我自己曾經這樣誤解過。

但事實上，並非如此，我們也想要與外界溝通，讓人們知道我們的想法與感受，但因為腦部有未知的問題，才會產生一些交流上的障礙。如果經過早期療育和適當的引導，我們也能融入社會，接受他人，並為他人所接受。

近年來，有許多人為了肯納兒發展而努力，例如二〇〇四年十月十八日，財團法人肯納自閉症基金會成立，並持續地推動將「自閉症」正名為「肯納症」的運動。

我覺得終於有新名稱可以逐漸取代「自閉症」，大家可運用讓我們聽起來較為舒適的名稱來招呼，回想起自身的經驗，才深深體會到正名的必要性。

比起「自閉症」，新名稱「肯納症」比較中性，對社會大眾來說，也較容易以肯定與接納的思維，來了解我們的興趣、性格、行為與生活模式，可透過相關教育、工作、醫療、復健等方式，讓我們學習到更多知識、良好的作息習慣，並可運用我們對特定事物的專注觀察與研究習慣，改善人們的生活現況。

上帝為你關上一扇門，必定會為你開啟另一扇窗。許多肯納人在先天的缺憾外，其實有著一般人不一定擁有的天賦，例如，專注的態度、毅力，及對音樂、繪畫、數字等天賦。

在不分彼此的努力下，肯納人士也能在社會的舞台中，盡其所能的發揮，從事包括音樂、美術、文創、企劃、統計、資料處理等眾多業態的工作。若是工作內容能與我們的興趣結合，將會有更好的執行成效。

在汲取社會資源的同時，我們其實也想為社會的進步效力，以一己之力有所貢獻。

二、愛記路的孩子

跟大多數的人不太一樣，我是先學會認路、認字，才開始學習說話。

我在嬰兒床上緩緩地爬動，漸漸地爬穩後，開始在嬰兒床上站起來走，漸漸地走穩後，離開嬰兒床到屋內慢慢地走動，學習「走路」。內心渴望學會後，可以陪著爸媽到處趴趴走。

「學了一段時間，會走路了，好開心喔！」在還不會開口講話的時候，爸媽帶著我到戶外散步，穿越住家附近路口的斑馬線時，我發現號誌燈旁，豎立著ＸＸ路的路牌；到了另一端的斑馬線，又看到另一個方向的ＸＸ街路牌。

雖然那個時候說不出路牌上ＸＸ路的發音，但仍好奇的將路牌上的字陸續記到腦海中，要是第一次記不住、忘了，就再來記第二次、第三次，直到最後，終於記住了，覺得好開心。

我覺得記街道路牌，讓我有機會模仿練字，漸漸地會書寫「西園路」、「東園街」。藉由記路習慣，使得我的腦子就像一台GPS，隨著年齡的增長，開始有閱讀街道地圖的習慣，讓我持續充實腦海GPS的記憶範圍。

逛街逛到爸媽以為我掉到池塘裡

我很喜歡記路，那是一種內心愉快的感受，而我對記路也確實很有一套。

在滿三歲後的某一天下午，爸媽帶我和妹妹到叔叔家玩。附近一處寬廣的農地中有個池塘，池子裡有幾隻鴨子正悠閒的游動，水面上產生的波紋與周邊農地、相鄰房屋，交織出一幅美麗的圖畫。

那時我忽然想走過去近看池塘的景色，但不會說話，沒辦法告知爸媽要出去逛一會，於是趁著爸媽和親友聊天，悄悄地走出叔叔家，沿著道路環繞農地一周，近距離欣賞在池塘中游動的鴨子，內心覺得非常愉快。

還記得，我還刻意稍微保持一點距離，讓自己不會掉到池塘裡。

當爸媽發現我突然不見縱影時，自然著急地如熱鍋上的螞蟻，深怕我就這樣迷路，甚至掉到池塘裡和鴨子一起游泳，於是動用所有親友，從叔叔家走到池塘邊幫忙找尋。

但在他們步出房屋同時，我已從觀看景色裡得到充分滿足，覺得應該回去和爸媽相聚，免得讓他們著急，因此循著原路走回叔叔家。爸媽和親友在叔叔家前，看到我平安歸來，並且方向一分不差，才終於鬆了一口氣。

但在此之後，爸媽也瞭解到我是坐不住的，喜歡觀察動物與美麗的風景，日後便常帶我到公園綠地散步，降低走失的機會。回想起來，是爸媽一直給我充分的呵護，才讓我得以長成現在的樣子。

幼稚園自行回家記

四歲的我，在東園街的一所幼稚園念小班時，依舊不會講話，但喜歡沿街四處逛的習慣，卻變本加厲。

當爸媽帶著我到處看，欣賞都市五花八門的街景，例如站在騎樓、人行道或路邊安全的地方，觀看彩繪電影看板、正在裝潢的店家時，我會將街景空間記憶到腦海中儲存。

但有時爸媽對於我喜歡的特定街景，並沒有太大的興趣，因此駐足一會之後，便準備帶我離開。就因還沒有完全滿足觀察的欲望，於是我常會趁著爸媽不注意時獨自行走、四處探索。在約幾分鐘到十幾分鐘的探索時間後，我走回獨自行走的起點，發現爸媽在這裡等我，太好了！我沒有迷路。

「讓爸媽以為我迷路的劇情又上演了。」有一天幼稚園放學後，我沒有等媽媽來接，就自行沿著東園街、德昌街、寶興街、西園路踏上回家之路，並以光復橋的紅色橋塔作為回家的地標。

「因為害怕媽媽來接，我可能無法沿街四處逛，獲得自己想要滿足的事物，例如更多的建築物外觀與街景，及自己記路的機會。」當我走著走著，看到了這座橋塔，就知道家已經快要到了，獨自完成這趟回家的旅程。

幼稚園老師發現我不見了，趕緊打電話通知媽媽。此時，媽媽看到我平安返家，便向老師說我已經自己走回家，而且沒有迷路。這次經驗，也讓老師見識到我記路的本事。

燈火通明，夜景美麗，記憶加深。

小時候，我和媽媽一同到西門町逛街，望著中華商場頂樓所設置的幾座大型霓紅燈廣告物，我發覺白天可以看廣告物的色彩感，到了晚間又可以欣賞到霓虹燈光的轉變，感受中華路的夜晚燈火通明且耀眼。

為了追隨那美麗的夜晚景色，我很快的將中華商場的八棟建築物外貌，及中間經過的交叉道路，例如，開封街到貴陽街等，由北到南的街道景觀，還有具歷史味道的紅色北門，依序記錄到大腦記憶體中。

但是，都市街景會依循時間的前進而逐漸轉變。隨著鐵路地下化與捷運板南線的興建，大型霓紅燈廣告物消失了，中華商場也拆了，取而代之的是寬闊的中華路林蔭道。西門町商圈晚間色彩多樣的廣告招牌，與路上的照明燈相互輝映，照亮了夜晚的城市景觀。

夜景總是很美麗，在時代逐漸變遷的過程，展現出不一樣的特色，這些改變都一直記在我的腦海裡。

以人文風貌與個人體驗，豐富自己的GPS

這段期間，我將住家與幼稚園附近的東園街，以及爸媽會帶我逛的龍山寺、廣州街、大理街，還有西門町、中華商場、台北車站等周邊街廓、建築物或街景、公園綠地等公共空間的相貌，記到腦海中，建構起屬於自己的GPS，往後只要到這些地方逛，就不用擔心迷路。

比起冰冷的的電腦，人腦的GPS不但可以記路，還可以連同當地生活圈時間與空間的脈動一起輸入。

我和爸爸曾經到台北車站附近，中興醫院前的牛肉麵街，在貼著電影海報的牆面前，望著客人享用熱騰騰牛肉麵，那香噴噴的味道飄到了鼻子內，讓我真想實地去感受一下。

當時我很挑食，不習慣吃辣，也不習慣吃牛肉，因此拜託爸爸為我點一碗不辣且沒有加牛肉的清燉牛肉湯麵，吃起來真爽口。

於是牛肉麵街的印象，在什麼位置，就記憶在我的腦海中。後來因為搬家，漸漸的不再常來牛肉麵街。

過了約十五個年頭後，也就是在念大學的時期，某一天我和爸爸重遊此地，發現賣牛肉麵的攤位漸漸少了，似乎失去了昔日牛肉麵街繁華的經營盛況，倒是出現了一條高架長龍，往來車流穿梭不息，帶來了交通的便捷。

這時，回憶起小時候因記路記事，而聯想到這裡曾是聚集著多家牛肉麵攤位的熱鬧景象，才發現——啊！原來隨著時間的演變，都市的部分空間也會跟著轉變。

那些融合視覺、味覺、嗅覺的印象，也就一併存入我的人腦ＧＰＳ中，既是美好的回憶，也更加深我對路段、區域的記憶。大約從念幼稚園中班起，除了走路時在記路，搭車時也在記路。「因為我想多認識幾條路，除了減少些走失迷路的機會，還可多認識環境。」

看來，我得要再多多走動，多多觀察，新增與擴充人腦ＧＰＳ裡的資料了。

三、坐不住的孩子

對於肯納症的孩子來說，突破社交發展障礙是一門必修的科目。

自從被診斷為幼兒肯納症，自小我便不自覺的流露出「我行我素」的風格。我並不是刻意要表現得跟別人不一樣，或是故意跟大人唱反調，只是在遇到不感興趣的人事物時，就會不由自主想離開現場，到處去逛一逛，或者乾脆去做自己想做的事。

因此，就曾經發生過以下的狀況——

你講你的，我逛我的

念幼稚園時，有時全班會到教室旁邊，一間擁有大窗戶的禮堂內，聆聽老師或行政人員的演說。

那時的我，眼睛習慣看物，不習慣看人，因為我想看窗外的景色變化。於是當台上的人正在演說時，我常是轉頭望著窗外的景色，欣賞著不同時期的天空，是晴朗、陰天還是下雨的情景。

有時，講台上的人演說久了，我坐不住，便站起來，走出禮堂的大門，沒下雨時來到了戶外的空間，欣賞校園景色，見到鳥兒從樹梢上飛過的剎那，內心覺得怡然快樂，然後又走到幼稚園的沙坑，高興的玩起沙來。至於下雨天，就在禮堂外的走廊，四處張望校園的雨中即景，這種感覺比聽台上的演說，更吸引我的專注觀察，因為我覺得對物的觀察，比對人的觀察，更有興趣。

到了小學一年級時，班上約有四十個同學。當時，只要一想到要面對這麼多的新面孔，內心覺得有點不安，因此在下課鐘響起後，常獨自走到校園逛逛，甚至從當時上課的一樓教室，沿著樓梯到二、三、四樓散步，眺望校園的景色。因此當上課鐘響起，我常常還漫步在校園中，有時還遲了約十幾分鐘，才走進教室，讓老師找不到人。

另外，當時我無法久坐在固定的地方，只要超過一個小時，就想往外走。

因此在學校舉辦校慶運動會時，我並沒有和同學們一起參加團體啦啦隊活動，而是獨自來到操場跳遠區上的沙坑，因為這裡可以玩沙，創造我想要的沙地圖案或立體空間，感受創作比起和人互動，更為有趣的地方。等到校慶活動結束後，媽媽來學校接我，到處都找不到人，最後才發現我在這個跳遠區的沙坑，享受玩沙之樂。

多重誘因，導正行為

因為這個坐不住的問題，為老師、父母及同學造成了不少困擾。

當幼稚園老師看到我在聽演說時，會有坐不住，甚至中途離開禮堂的情形，就找媽媽來溝通。媽媽和詹治療師討論之後，和園方進行協調，為了避免環境變動，造成我的不安與適應不良，她還是希望我能繼續在這裡受教，幸好幼稚園後來答應了，讓我之後能順利進入師專附小（今日的台北市立教大實小）就讀。

幼稚園畢業後，媽媽帶我到師專附小註冊。開學日時，爸爸特別開車帶媽媽和我到學校，先跟級任老師談過，希望老師能多關心我一些。

不過，我坐不住與無法參與團體活動的情形有時仍會發生，媽媽只好更積極地找尋方法來改善。在全天課放學後，校方安排我到活動教室溜滑板車、進入球池內玩球，在這讓我覺得舒服爽快的環境中，等待媽媽來接。同時，爸媽也利用放假，沒有下雨的天氣、室外溫度不冷的情形下，時常舉家到戶外安全又清澈的溪邊，讓我享受玩沙石的樂趣，並鼓勵我上課時要專心聽講，若月考能有好成績，就會帶我到玩具店買樂高積木。

有這麼多的誘因，讓我覺得要好好把握，才能獲得獎勵。於是我努力地讓自己逐漸靜下心來，上課時間好好地在教室內專心聽課，並克制自己，不隨意站起來走出教室，全力以赴的準備月考；同時，對於班上的團體活動也盡力參與，例如校慶運動會啦啦隊等，爭取獲得家人給我獎勵的機會。

啟發對知識的熱情，從此喜歡上課

除了有得玩、可以買樂高積木之外，另一個讓我對上課產生興趣的就是在無意間窺見了未來生活的「預告」。

在國小一年級的那年除夕，爸媽帶我到伯父家吃年夜飯。飯後爸媽和親戚在客廳聊天，堂弟、堂妹和妹妹在客廳玩撲克牌，但我對這些娛樂較沒有興致。此時坐不住的我走到玄關旁，打開櫃子的門，發現裡面放了好多本國小教科書，好像是堂哥的書。太好了！可以看書喔！看看書本裡有沒有吸引我的文章或圖片。

這時我把手伸入了收納櫃，賣力地將教科書往外推，讓書掉到地板上，方便一本一本挑選。隨後我拿起教科書來，欣賞每一本的封面。

雖然當時我才念一年級，教科書只領到第一學期，但這裡的教科書已經從一年級第一學期起，包括一、二、三年級的第一、第二學期，累積到四年級第一學期，看來這麼多本，不同科目的課本與習作，所累積的知識是滿多地，是吸收知識的大好機會。於是我好奇地把國語課本與國語習作打開來閱覽，發現從三年級開始，課文內容就越來越精彩了，換個角度說，就是要學的生字與造句變得更多了，心裡也暗自打算，看來要事先準備因應了。

隨後，我又翻了數學課本與習作，看到二年級要學九九乘法表，三、四年級還要學整數加減乘除四則運算。至於社會與自然課本，在國小二至四年級要學的資訊也越來越豐富。我藉由這個機會，先將還沒有學到的內容記憶到腦海中。看完了這些書，我一本一本地放回收納櫃內，好讓堂哥使用。真希望明年過年來到這裡，可以看到四年級第二學期與五年級第一學期的教科書。

寒假放完了，也是一年級第二學期的開始，我對教科書內容閱讀的興趣也更為濃厚，培養了我日後閱讀習慣。隨著閱讀興趣引導著我，上課時也比較能專心地坐在位子上，聆聽老師的授課。

隔年，同樣的事又發生了一遍，我在過年除夕，和家人一同到伯父家團圓。我打開同一處收納櫃，果然看到先前所期望的新學期，也就是堂哥在四年級第二學期與五年級第一學期的教科書，以及之前所保留的學期教科書，高興極了。

對我來說，預覽未來的學習內容，就好像看了未來生活的預告片一樣，讓我對即將學到的知識嚮往不已，正是這樣學習的熱情，讓我坐得住了，在教室裡認真地聽課。在念國小三年級起，我習慣和媽媽到重慶南路逛書店街。進入台灣書店時，看到國小六年級與國中的課本，我的閱讀習慣更加地深固，享受書香生活的樂趣。

往後，在過年除夕，也逐漸能將原本翻閱堂哥教科書的時間，轉移到與堂兄弟妹的活動，透過談天互動，來分享閱讀心得等議題，持續充實人際關係。

「書中自有黃金屋」對我來說，是因透過書本窺探到的大千世界，讓我從此願意在上課時間乖乖地坐在位置上，並開始在下課時間，走入人群。

除了看書，我喜歡在整齊清潔的環境中看書，因此排書架上的書，成為我的習慣。望著家裡書架上的書，被我排得整齊，內心真快樂。

四、恐懼的事物

我覺得生活中，有喜歡的事物，相對也有恐懼的事物。我小時候面對恐懼的事物時，有時它簡直會讓我生氣、難過，甚至抓狂。

小時候讓我感到恐懼的事物，包括完全黑暗的環境、實心式門板的電動鐵捲門關閉時刻，及害怕受困的處境。

完全黑暗的環境

當時我真得很怕，伸手不見五指完全黑暗的環境。尤其夜深準備就寢時，如果室內沒有開燈，且窗簾遮住了窗戶，使得室外的路燈光線無法進入屋內，而呈現出幾乎完全漆黑的境地，我的內心就會感到膽戰心驚般的恐懼，深怕眼睛真的盲了看不到。

這時我的內心相當惶恐，會用哭鬧的方式，拜託爸媽幫我開小夜燈，好讓我能順利就寢。此時爸媽就為我點盞小夜燈，將窗簾拉開個小縫，好讓我能順利入眠，內心感受爸媽服務真窩心，漸漸地也不再哭鬧了。

恐懼於遮景式門板電動鐵捲門關閉

雖然我克服家中的環境，不再為黑暗所困擾，但戶外的環境，總是難以掌握，不知何時又要遇上黑暗環境的到來。

三歲多的某一天晚上，我和媽媽到萬華龍山寺附近的服飾街，進入了好幾間童裝店逛逛，順便買新衣服。

我們逛了好一段時間，大約晚上十點後，陸續有店家將門口的衣服等物品，依序收入店內，並熄了騎樓的燈，準備打烊。

這時我和媽媽正好在其中一間童裝店裡逛，眼見店員將門口的衣服都收進來了，隨後「咖」了一聲接著伴隨著低沉的馬達運作聲響起，有時還有磨擦聲相伴，此時我轉頭一看，那令我恐懼的東西正在緩緩地下降關閉，而門板也逐漸遮住室外的景色。

「我不要被關在這裡，不要看到店裡熄燈後的黑暗，我要回家！」當時無法以言語表達，內心恐懼的處境，真想衝出去，但又怕急忙衝出去，可能會被下降中的店門給壓到。

百般焦急，也沒留意到店門的開關在那裡，會不會被衣服給遮住了，使得媽媽不知如何親自為我開啟店門脫困，這時我乾脆留在童裝店裡放聲大哭，媽媽也心急如焚地呼叫店家，不要關閉店門。

「會不會是店家忙著打烊，一時未查覺我和媽媽還在店裡，而不小心關閉店門。」這時店內人員聽見我的哭鬧聲，將關閉到一半的店門重新開啟，我和媽媽終於不用彎腰通過店門，也不用擔心頭會撞到下降的店門，而順利地回家了，這時我變開心，淚水與哭鬧都停了。

後來某一天媽媽帶著我到朋友家，當媽媽和朋友聊天時，正好提到「鐵捲門」的名詞，我才將那一次在童裝店差點受困的處境，加以連結回憶，得知那道門是「電動鐵捲門，而且是關閉後無法直接看到內外空間的遮景式門板，其重量可能會滿重的，要是被壓到真危險。」

從此我會恐懼看到遮景式門板電動鐵捲門，正在關閉的剎那，若是不經意地親眼看到，我會馬上轉頭，欣賞另一邊的景色，同時與鐵捲門保持安全距離，以免被壓到發生危險。

而且我不習慣看見遮景式門板電動鐵捲門下降的過程，免得親眼見到萬一有東西當場被門壓到，且看不到門的另一端空間之瞬間畫面，恐增加處理上的時間，帶給我心跳加速的恐懼感。直到鐵捲門的馬達聲停了，門不再下降了，我才會看一下鐵捲門的景觀。

要「散步」不要「逛街」

我害怕看見遮景式門板電動鐵捲門關閉，因此我不要逛街，尤其是晚上，因為我害怕逛街逛到一半，店家或百貨公司打烊時刻一到，會熄燈及關閉電動鐵捲門，尤其是遮景式門板，使得我會不會因此被困在裡面，要睡在黑暗的環境中，無法回家。

不要逛街，但我喜歡在白天散步，和爸媽到住家附近街上，或到青年公園走走，因為可以看到店家開門做生意。有一次在半路上，看到路邊有一間店家的遮景式門板電動鐵捲門正在緩緩地升起。那令我恐懼的物體正在打開，我好奇的想要觀看，裡面有什麼精采的門內空間。

看到店家的電動鐵捲門開啟，我的內心真開心，可以好好地欣賞櫥窗等門內空間。因此大約四歲多的我除了喜歡散步，漸漸地也開始喜歡在白天，尤其是上午時段逛街，除了可以欣賞風景、運動鍛鍊身心，更重要的一點，就是可以在街上，欣賞店家開啟遮景式門板電動鐵捲門的畫面。

喜歡到7-11逛逛

媽媽發現我害怕遇上店家打烊鐵捲門關閉的時刻，會心生恐懼，因此調整了逛街時段，儘量在百貨公司打烊前約十分鐘就帶我離開，以免讓我受到電動鐵捲門關閉剎那的驚嚇。

後來某一天白天，我和媽媽逛街，路經了一家商店，讓我好奇的是：「招牌上寫著24小時，是7-11耶！」，於是走進店內逛逛。

來這裡，只要是沒有颱風來襲等天候因素的半夜，門市不會放下鐵捲門，終於有一處讓我不用擔心會受困的地方，也成為白天、晚上乃至半夜，一處可以逛逛的好所在。從此我開始喜歡到7-11門市走走，也成為我現在愛好7-11品牌的起源因素。

隨著逛7-11門市的習慣建立，及家人會帶我避開店家或百貨公司快打烊時刻，仍在店內逛的習慣，使得我自念幼稚園開始，逐漸不再害怕晚上逛街。

區分手動或電動鐵捲門

小時候，恐懼電動鐵捲門的關閉剎那，但手動式捲門，不論是開啟還是關閉，我都能以平常心應對。

為了觀察哪道鐵捲門是手動式，還是電動式，因此和家人逛街時，觀察鐵捲門成為我會做的功課。

我專注鐵捲門的所在，是門板最下方的門條底支，不論是打開還是關閉的，只要底支上有鑽小孔，推測有可能是手動式捲門。

為什麼當時不說話的我，不懼怕手動式鐵捲門。因為我曾見過路邊有人操作手動式鐵捲門，打開時，用手往上推；若是要將全開的門關閉，通常會先拿著鐵鉤子，將鐵捲門勾下來，再用手將鐵捲門關閉。

因手動式鐵捲門在關閉時的剎那，下降力量是由人力控制的，因此不用擔心會被壓到時，鐵捲門仍繼續地自動往下壓；且在室內不會因停電而受困，還得要拉鐵鍊才能開門的處境。即使室內環境黑暗，仍可徒手摸黑開鎖，開啟鐵捲門進出。這也是我不懼怕手動式鐵捲門的原因。

發現透光的格柵式鐵捲門

除了不懼怕手動式鐵捲門，我不怕的電動鐵捲門，是有些店家所安裝的鐵捲門關閉後，仍可看到內外的全格柵式門板，因為關閉後仍可看得到內外，不會帶來黑暗的空間，萬一受困時也可隔著門求救，使我不會恐懼。

要如何辨別這道全開的電動、手動鐵捲門是全格柵式的，使得我習慣抬頭望一望，只要看得到門條底支上是鏤空的，覺得這道鐵捲門多半是格柵式的。

也因為仔細觀察物體習慣的建立，我了解與認識更多東西，也深化了觀察時的專注力，及觀察後記憶到腦海中的習慣。

燃起對建築材料的興趣

在觀察鐵捲門的同時，我也觀察到門旁的外牆，不論是洗石子、貼磁磚、還是釘木板上漆等材質，並將觀察範圍，逐漸擴及到整棟建築物，例如，手推門或玻璃窗，甚至是鐵窗、安全門、外牆材質等建材或設施。

除了欣賞建材型式外，我也被多樣的色彩所吸引了，某天爸媽帶我到住家附近散步，發現有一間店家，師傅們正在為鐵捲門穿新衣，他們拿著防鏽的紅丹漆，粉刷在色彩斑駁的鐵捲門上。

過了約一、兩天，我和家人再度經過此地，發現師傅們又在橘紅色的門板上，漆上了嶄新的藍灰色。哇！好有趣喔！鐵捲門也會換新裝，換了更為嶄新的色彩。

繪圖中增添建築物的內容

望著店家以嶄新的店門與大家相見時，我的內心也洋溢著喜悅感。觀察路邊的建材，還可遇上師傅現場施作的畫面，讓我更加地深入觀察建築材料，也成為我小時候開始作畫的元素，包括房子、木製或鋁製門窗、鐵捲門、磚頭或磁磚等。

我想要用繪畫，表達出我散步時所見的景色，於是我拿著畫筆，在圖畫紙上繪製呈現。沒想到觀察鐵捲門等建材習慣，衍生出我畫建築物的樂趣所在。

因此當我恐懼某些事物時，相對著在面對這些恐懼事物中，也帶給我思考新事物的契機，使得不說話的我，腦海仍不斷地充實知識與常識。

五、早療與學習

對於肯納症的孩子，早期療育（以下簡稱早療）的重要性遠勝於一切。

在接受早療之前，每當爸媽對我說話，我想回應，卻都只能用呼叫或哭鬧的方式表達，連簡單的「爸爸」、「媽媽」都喊不出來。在這種情形下，如果沒有專業療育團隊的協助，想與人交流、融入人群，往往是一段事倍功半、難以想像的辛苦過程。

幸好，爸媽及早察覺到我的行為模式不對勁，也幸好，姨媽是有任教經驗的國小老師，建議媽媽帶我到離家較近的台大醫院小兒科進行檢查，耐心地複診多次，讓我在三歲時就開始接受早療。

那是我接納自己、面對他人、融入群體生活的開端，就像一塊敲門磚，敲開了原本較為封閉的世界。它讓我能說出自己的想法，給予他人回應。

從此，我的世界迎來了燦爛色彩。

要做早療了

在我快滿三歲的時候，一次的門診中，一位兒童心理衛生中心的醫師作了診斷，告訴媽媽我有「幼兒自閉症」。

那時，媽媽聽了百般著急，擔心我的未來不知將會變得如何？醫生建議媽媽帶我到日間留院部，進行各項身心理的早期治療。隨後，我們到緊臨台大醫院古蹟建築旁，一棟六層樓紅色外牆的三樓日間留院部。

一進門後，就看到室內有一處寬大的廣場，向前走去，便到了辦公室，一位女治療師出來迎接我們，與媽媽開始討論早療課程的資訊。

她，就是日後影響我很深的詹和悅治療師。

觀察我當時的年齡、行為、情緒、不開口說話等情況，她很有耐心的為我展開許多型式的早療課程，盼望我能早日進步，順利地銜接幼稚園教育。

早期療育，因材施教

早療中有一門課程，是團體遊戲課。

來上課的小朋友，要通過治療師巧思擺設的遊戲設施，包括紅、黃、綠等色彩斜坡道、木條、木梯及黑色的腳踏車輪胎等。剛開始我參加遊戲的意願不高，總是在旁邊看著，卻不想過去嘗試。比起遊戲，更有吸引力的是搬動設施，重新堆疊，創作出不同的擺設方式。

有一次，等小朋友都通過腳踏車輪胎之後，我忍不住上前去搬動它，「喬」出新的擺設型式。我只顧著滿足自己的創作欲望，卻不知道這樣做已經影響到其他小朋友的遊戲需求。

詹治療師注意到我的興趣和其他人不一樣，一方面想滿足我，另一方面又希望我跟大家玩在一起，於是告訴我，若配合參與團體遊戲活動，她將會讓我設計遊戲設施，並邀請其他小朋友過來玩。

為了達到這個目標，我提高了參與意願，和其他的小朋友一起在詹治療師所精心擺設的遊戲設施裡玩，接下來，我開始規劃室內團體遊戲設施的擺設，高興地拿起木梯、木條、腳踏車輪胎、斜坡道等設施，進行大搬家，以滿足內心對於設計、創作所帶來的欲望感。

我觀察治療師上課時的情況與需求，做出了ㄇ字型的擺設，就好像是農村三合院的配置，中間有個晒穀場的寬闊空間。這種設計很適合讓治療師帶著小朋友，進行繞圈式的團體遊戲活動。

除了室內活動，也有戶外活動

當戶外活動課進行時，有時詹治療師帶著我和其他位的小朋友，穿過新公園，到城中市場逛逛。在路上，我看到公園內的水溝蓋，路邊店家的玻璃自動門，覺得滿好奇，真想近距離觀察其特徵，但一不留神就脫隊了。

幸好詹治療師會細心地提醒我歸隊，往後若沒有脫隊，便會找尋其他時間，特地帶著我觀察公園內的水溝蓋、店家的玻璃自動門，讓我滿足、了解更多生活上的事物，漸漸的我較能和隊伍一起活動。

往後，我更用心的參與早療課，課程中詹治療師與其他老師總是會積極從旁協助，讓我從中得到了很大的滿足。

仿說促進語言能力的誕生

在接受台大兒心的早療之前，我不會用語言表達意見。

開始早療之後，因時常聽治療師說話、播放兒歌，我所聽到的聲音比在家裡時更多，便逐漸把這些聲音記在腦海中。回到家後，就躲在床裡仿叫、仿說，希望把說話的聲音給記起來。約在一年半的時間內，我的溝通方式逐漸由喊叫，轉變成用簡單語言的仿說。

雖然大部分仍是自言自語，且聽不清楚，但還能向人打招呼。這時詹治療師叫我要練習叫出「爸爸」、「媽媽」，而蘇老師、陳老師則指導仿說。

當時我喜歡看動物，喜歡對著故事書中的動物圖案亂叫，叫得不亦樂乎。詹治療師發現我會模仿動物呼叫，建議媽媽購買有動物圖案的枕頭或寢具，讓我對著圖案仿說動物的名字，看有沒有機會繼續促發語言能力的進展。

於是媽媽到棉被行，買了一套綠色與一套粉紅色底的動物園系列寢具組，鋪到我的床上。對我來說，這個寢具的圖案極有吸引力，於是我高興地跳到床上，對著枕頭上的老虎、獅子、大象、長頸鹿開始仿說，還不斷重覆地說，或者模仿電視卡通中的動物叫聲，希望能快點熟記這些動物的名稱與叫聲。

雖然我漸漸說得出寢具中的動物名稱，但仍無法將名詞連接成句子，例如：「大象真好看」、「長頸鹿的脖子真長」等。對照之前的情況，爸媽對於我會開始開口說些簡單的名詞，仍已感到喜悅。

早療也可改善生活習慣

小時候的我，對於食物非常挑剔，不習慣吃軟的食物，怕咀嚼不夠就滑到食道內。那時我常只吃煎魚配白乾飯，媽媽總會細心地挑出魚刺，讓我吃煎魚時，不用擔心魚刺卡在喉嚨裡。吃完白乾飯加煎魚後，媽媽又餵我喝牛奶。

詹治療師看我只吃這些，其他的食物都不吃，認為長期挑食會影響到日後身體的發育成長，因此開始針對挑食問題對症下藥。

她先在午餐中，用白飯、荷包蛋搭配煎魚的方式讓我嘗試，我覺得荷包蛋配魚滿香的，於是開始吃蛋了，但只吃荷包蛋，其他的蛋仍舊是挑食不吃。

某一天的午餐，詹治療師為荷包蛋加上一點醬油，讓我配煎魚和白乾飯吃。吃了有醬油的荷包蛋之後，我覺得這香味更棒，漸漸的，因為喜歡吃荷包蛋，也開始習慣吃軟質的食物了。

過幾天後，詹治療師將我的午餐，添加一些炒蛋與菠菜，還有一天，她乾脆將白飯改成稀飯，再搭配肉鬆與炒蛋，吃起來真爽口夠味又具新鮮感，也讓我喜歡吃的食物種類越來越多。接著，我開始喜歡吃A菜、空心菜、高麗菜、豬肉、雞肉、紅燒魚等，水果部分最先青睞的是水梨，然後才是西瓜。

到了五歲以後，除了少數食物外，我挑食的情形幾乎都克服了。

現在，我能擁有健康的身體，能從事喜愛的活動，長得又高又壯，都要謝謝詹治療師當初不厭其煩地幫助我嘗試、適應各種食物。

接受早期治療的感受

在台大兒心接受早療，有緣遇上詹治療師與其他伙伴，他們相當用心地引導我去學習不少生活與求知技巧，對我來說，真是一件幸運的事，他們都是我生命中的貴人。

在台大兒心接受專業協助，將幼年期間喜歡的興趣，包括畫圖、看東西、聽歌曲、逛街等行為，進行融會貫通。在語言方面，我步出了不說話、只用叫的階段。

在我的人生中，這是一道重要的分水嶺。有了這些實質上的進展，我才能順利銜接上幼稚園教育，展開後來的求學過程。

在家學習也重要

我除了在台大兒心接受早療外，在家裡也受到爸媽細心的調教，例如五歲以前，我是一個常生病的小孩，嚴重時，曾發燒到三十八度，讓爸媽擔心不已。每次生病，爸媽就會帶我到住家附近的耳鼻喉科看診。由於我很怕打針，會以哭鬧表達我這時的內心感受，使得媽媽總要輕拍我的肩膀，一再安撫，我才勉強接受打針。

後來，爸爸在一次閱讀相關的文獻報導中，發現運動可以鍛鍊保健，讓身體較為強壯，因此大約在我三歲半開始，爸爸利用放假時間，和媽媽帶我一同到離住家較近的青年公園，走水泥做的平衡木。

練平衡感的意外

這裡的平衡木是圓柱體的，當我剛開始在靠邊緣的一道平衡木上練習行走平衡感時，身體總免不了會搖搖晃晃，有時才走了三分之一，就迫不及待地叫爸媽牽我走下平衡木，因為我害怕萬一從平衡木上摔下去，所受到的疼痛將會無法承受。這時爸媽就牽我從平衡木中段走下來，而沒有走完一道平衡木。

直到在爸媽的鼓勵下，我再度走上平衡木練習，要是想中途走下平衡木時，我告訴自己不要就此放棄，可用各種方式通過一道平衡木，那乾脆就蹲下來，改成用爬的，爬過一道平衡木。

但慢慢的，看著其他幾位小朋友走平衡木，有的人可以持續走完一道平衡木，且腳不落地，這激發了我的鬥志，讓走完一道平衡木，成為我想要努力達成的目標。

為了提高走平衡木的距離，並且隨時都可以就近練習，這時我想到把家裡浴室的浴缸邊緣，當作平衡木來走。某一天晚上，當媽媽為我洗澡時，我索性站上浴缸邊緣走，但沒注意這裡有水。突然「滑」了一下，我從浴缸往前倒下，額頭左上角撞到地上的磁磚邊緣而受傷流血了。

這時我受不了痛，嚎啕大哭，爸媽趕緊帶我到附近的醫院治療，醫生為我在傷口縫了線止血。返家後我覺得額頭縫線處癢癢得，因此用手不斷地拉扯縫線，希望能覺得不會癢，沒想到縫線被我出力過大地拉開了，額頭又開始流血了，爸媽見狀後又帶我到醫院給醫生縫線止血。我覺得這次縫得比上次舒適，不那麼癢，因此不再用手拉扯縫線。過了幾天，爸媽帶我到醫院給醫生拆線。這時我用手觸摸額頭左上角，覺得傷口癒合了，卻覺得有疤痕的存在。它成了我為練習平衡感，因一次不小心的滑倒，所留下的額頭記號，就一直陪伴著我到現在。

在這次受傷事件之後，我才知道浴缸邊緣，不宜當成平衡木走。因此更嚮往走沒有積水的平衡木，覺得走在這比家裡的浴缸邊緣更安全。因此當我每次和爸媽到青年公園時，會主動走向平衡木練習，而爸媽也會跟著走過來，看我走平衡木。在練習幾次後，我讓腳不落地的距離漸漸加長了些，過了約一年後，已經可以走完一道平橫木，心裡的滿足感也油然而生，並體會到運動不但可以練平衡感，還可以鍛鍊身體，耐力與毅力，於是我喜愛運動，直到研究所碩士班畢業後，仍養成每天運動的習慣。

我的靈魂之窗

爸媽除了關心我接受肯納症的早期療育外，另一個讓我爸媽感到重要的事，就是關心我的靈魂之窗。

大約快滿四歲時，我開始在家看電視，但習慣近距離欣賞螢光幕上的節目，經過爸媽幾次的呼喚：「要退後一點！」但我不為所動，仍舊近距離的看電視，有時甚至歪著頭看，媽媽覺得我看電視的舉動怪怪的，帶我到醫院眼科檢查。

當時我不會開口說話，因此在眼科門診看視力量表時，不知如何回答醫生檢查時的提問，只好以「叫」的方式回應，無法配合指示說出視力量表的缺口位置，而且手還亂指，影響檢查效果。「經過幾次戴不同度數的眼鏡測量後，我覺得戴眼鏡與沒戴差不多，沒有比較清楚，但我無法說出不要戴眼鏡的幾個字來反應。」就這樣醫生和媽媽談了一下，說我需要戴眼鏡矯正，於是開了配鏡處方單。

「要配眼鏡囉！」媽媽帶我到眼鏡行，服務人員為我配了一付有度數的膠框眼鏡，我試戴一下後拿給媽媽收好。

回家後媽媽要我戴這付矯正眼鏡，但我排斥戴，因為戴著看視線和沒戴差不多，沒有比較清楚，鏡框還擋到我的部分視線，覺得沒有戴的必要。這時媽媽希望我戴上去，但我還是堅持不戴，因不會用說話的方式來表達，乾脆發脾氣將眼鏡摔到地上，以「叫」及「哭鬧」的方式懇求不要戴。

媽媽擔心我為了一付矯正眼鏡，出現激烈情緒反應，甚至摔眼鏡的戲碼會不斷上演，於是帶我陸續到幾家醫院眼科檢查。在每一次的門診，媽媽會叮嚀醫生：「松益不要戴眼鏡矯正，請你仔細檢查。」

「不說話的我，無法配合醫生指示，回答視力量表的缺口位置，似乎已讓檢查難度提高。」某一天媽媽又帶我到一家醫院眼科門診檢查視力，在醫生的檢查與談話過程中，媽媽得知我的眼睛有眼球震顫、弱視等情形，可能是視神經有發育的問題造成，戴矯正眼鏡看視線要比不戴看得更清楚，才有需要，並透過自我保養，好好地維持現有視力。

於是媽媽不再要求我戴矯正眼鏡，我不用再為戴眼鏡的事情，發起脾氣，讓媽媽傷腦筋。

雖然弱視可能會影響到我的學習成效，但不戴矯正眼鏡的我，仍以毅力克服，努力學習，持續充實腦中的知識與常識，感受「弱視打不倒我的發展意志」決心，並盡力愛護眼睛，到三十二歲時，覺得視力和小時候差不多，兩眼大約在〇·一～〇·二，且右眼優於左眼，這是我的靈魂之窗，要持續好好愛惜。

第二部

為目標勇往直前

一、分水嶺——開始說話了

對於肯納症孩子來說，「遲緩或缺乏語言發展」是一種常見的徵狀。

在接受台大兒心的早療後，讓我學會了仿說，但從自言自語到自在地與人交談，其中又經過很多關卡，過程中也曾遭遇到不少挫折。幸好，在父母、老師與治療師耐心地引導下，用各種方式鼓勵我，讓我慢慢進步。

投我所好，對症下藥

快滿五歲時，有一次在兒心上早療課，我看見窗戶的對面，有新大樓正在建造。這棟建築不是用磚塊與水泥興建，而是用一條條鋼骨吊掛組合起來，我覺得那就好像在堆積木一樣，一層層堆起來，真有趣。隨著時間一天天地過去，大樓越蓋越高。

之後，只要在台大兒心最東側的教室上課，我往往會習慣看向窗外，觀察新建物的鋼骨結構構築情形。還記得從一開始看到吊車在高空中，吊起一條條鋼骨，吊到頂樓後，再由建築師傅將鋼骨連接起來，一層一層的鋼骨結構就這樣向天空發展。最後完成在大約十二樓的位置，並陸續施作黃色外牆。這幾棟黃色外牆建築，也就是台大醫院的新院區。

雖然為了觀察新建物，我在上課時顯得有些心不在焉，但治療師並沒有責備我。

有一次，我實在很好奇地想了解一條鋼骨的長度與重量，真想問到答案，於是在宋維村醫師為我做一些例行檢查時，忍不住開口問他。當時，我只能簡單說出：「它多長、多重？」。但即使是這麼簡短的一句話，也得到了他認真地回答：「它的長度大概是一個樓層的長度，確實的重量我就不是很清楚了。」

我雖然無法自宋醫師處獲得確實鋼骨的長度或重量的答案，但這個提問，獲得宋醫師概略性的回答，我依舊感到滿意。自此開始，我更有勇氣開口，也對觀察高樓大廈產生了更濃厚的興趣，開始數建築物的樓層。

一天我和家人經過台電大樓時，望著那高聳的建築物，數一數，有二十七樓。哇！它好高，數這一棟大樓的樓層，覺得真有趣喔！由於當時我喜歡數建築物的樓層，又經常對著報紙中的建案廣告，開口輕聲數建築物示意圖的樓層，讓我對阿拉伯數字，產生了觀察的興趣。

看數字的時刻

面對數字，除了用說的，也想用看的，於是當我搭乘電梯時，成為了欣賞數字的好時機。我習慣觀看樓層數字的轉換、車廂內外的空間、門的運作，並聆聽電梯運轉時的聲音，且親自操作樓層、開關門的按鍵，感受搭乘電梯時，擁有學習阿拉伯數字，及認識電梯的機會。

除了觀察電梯，我在家裡也不斷尋找有數字的東西，只要能用手碰的，都不會放過，因此電話與電視機遙控器。成為我以手把用的物品、盡情的按壓數字等按鍵，讓電視頻道轉換，電話發出聲音，來感受一種視覺、聽覺及手腦並用、觀看數字的樂趣。而牆上的時鐘，也成為我欣賞數字的機會，更有趣的地方，就是那會走動的長短針、秒針，使我對時間逐漸產生了認知的觀念，說出現在是「幾點幾分。」原來看數字，對我來說是一件開心的事。

藉由自言自語、說話、數數字的行為，也讓我開始建立起初步的數字語言能力，會數阿拉伯數字了。

有甜頭吃，語句開始變豐富

為了誘導我開口說話，爸媽也費盡心思，盡量機會教育。

記得在念幼稚園大班時，爸媽帶我到龍山寺前的一處市場，穿過了賣愛國獎券攤位間的走道後，來到一處中庭旁，那個賣刨冰的地方，店名叫「龍都冰果室」，吃刨冰了，我好開心喔！等我吃了一碗有著紅色顆粒的刨冰後，媽媽說，那是「紅豆冰」，然後我就仿說「紅豆冰」，感覺它真的滿好吃的，還可以學說話，一舉兩得。

往後，只要在夏天到龍山寺拜拜，我就會告訴爸媽：「我要吃紅豆冰」，他們就會帶我到龍都冰果室吃冰。吃了幾次的紅豆冰後，爸媽替我換個口味，叫了一碗擁有綠色顆粒的「綠豆冰」，我又仿說：「喜歡吃綠豆冰」。就這樣，我們來這家刨冰店好幾回，點了更多種組合口味的刨冰，例如，花生、芋頭等，使我漸漸會仿說「紅豆」、「綠豆」、「花生」、「芋頭」。原來邊吃冰邊記口味名稱的方式，讓我會說的詞彙越來越多樣。

隨著時間的前進，龍山寺前的商場變成了廣場暨地下商場，龍都冰果店也跟著搬家了。在二〇〇九年某個夏天的中午，我到廣州街上踩街，看見「龍都」的招牌，這是我小時候邊吃冰，邊學說話的店家，當然要入店瞧瞧。於是我走進這間店面式的刨冰店，看著店內陳列的各式冰品，我點了紅豆、綠豆、花生、芋圓四種口味搭配的刨冰，這是我小時候剛學會說刨冰配料名稱的組合口味，在享用冰涼甜食美味的時刻，也回憶著小時候在這家店學說話的記憶。

自創天地，自我練習

除了兒心的工作人員與爸媽的循循善誘之外，我也自發自覺的練習說話，尤其是在受到外在情境的刺激之後，特別有學習的興致。

在將滿六歲時，全家去了一趟墾丁國家公園旅遊，媽媽帶我參觀鐘乳石洞。我們沿著步道緩緩前進，雖然洞裡偏暗，但在燈光的輔助下，仍可欣賞到由不同形狀的石柱、石筍、鐘乳石等，交織成的奇妙空間，感受了一趟豐富的知性之旅。

結束這趟旅程後，我不斷憶起逛鐘乳石洞的感覺，真想再次到洞穴裡，盡情觀看壁體的形狀質感，但又不是可以經常到墾丁，怎麼辦呢？於是我想到如何在家裡堆個山洞，於是將床上印有動物圖案的兩條棉被任意堆高，將頭伸入棉被的小洞內，並保留空氣的暢通，讓一些光線進入。就這樣我用棉被模擬建構了一處另類的洞穴，讓自己重回彷彿鐘乳石洞的情境。

我望著微亮的光線打在棉被內側，將棉被的皺起處當作洞穴內岩石的立體紋路感，不斷的練習說：「山洞」、「石頭」、「一處較暗的地方」等言語，一會又把頭伸出山洞，並對著棉被、枕頭等寢具上的動物仿說名稱，感受著山洞外有老虎、獅子、大象、長頸鹿活動的生命力，讓我宛如漫步於山洞、或是動物園的情境中練習說話，好有趣喔！希望這麼做能不打擾到家人，又可逐漸將詞句組織起來。

抱排球自言自語，模仿成人說話

剛念國小一年級時，我對校園空間景觀有觀察興趣，因此常在下課時間四處亂逛，一面欣賞景色，一面自言自語地說設施物的名稱，例如：「操場」、「教室」、「福利社」、

「川堂」、「躲避球」等，藉此加以熟記，拓展了很多語彙。

但有時我在教室內，偶爾仍有自言自語的習慣，讓班上的部分同學覺得有點不尋常，甚至用異樣的眼光看我，或對我惡作劇，我的內心為此有點難過，甚至還曾掉下眼淚。

幸好，國小二年級時，媽媽幫我買了一顆白色的球，球的表面還印上斗大的「成功」、「正式比賽指定球」，以及「5」號和英文「SUPER」等字樣。我高興地在床上拿起這顆球，用嘴巴靠近較光滑的表面，把「成功」轉成九十度的角度來看，開始說「球是我的寶貝」，展開與球的對話。

由於我將自言自語的對象轉移到這顆球上，也逐漸克服在不適當時機自言自語的習慣，尤其是在學校上課時，因為我實在不想再被同學以異樣眼光看待。

到了國小三年級某一天的下課時間，我看到學校的操場附近，有一群同學拿著好幾顆和我的寶貝相同顏色的白球往一面牆上拍打，或以雙手將球往上推，握住雙手等球直直落下，再以雙手將它往上頂。過一會兒，這群人就走到在操場中，隔著網子競賽。後來，在某次的體育課中，我才從老師的口中得知，這是「排球」。

回家後，我抱著這顆排球，自言自語地說：「台北市立師院實小ＸＸ年度第二學期第ＸＸ周整潔秩序比賽，三年級獲獎班級，整潔部分，三年Ｘ班、三年Ｘ班、三年Ｘ班；秩序部分，三年Ｘ班、三年Ｘ班、三年Ｘ班，請獲獎班級派代表到台上領獎。」

我將朝會的頒獎用語記憶起來，藉由仿說，努力地讓說話語言朝向整句模式邁進，也透過想像獲獎的過程與喜悅，來增強自己的信心。

小小排球，大大助益

對別人來說，排球或許只是顆排球，但對我來說，它卻是我的重要夥伴。

自從看過同學在學校打排球後，我也想觀看排球比賽的實況，因此在一九八八年首爾（當時稱漢城）奧運會舉辦期間，我透過電視現場實況轉播，欣賞競爭激烈的排球比賽，從此對球類運動產生了觀察的興趣。

在國小五年級時，原來的排球被我不小心把用到裂了、漏氣了，沒有它的陪伴，難過得想哭。這時，媽媽又為我買了另一顆排球，表面字樣與之前的都一樣，只是這顆排球的「5」號字處，多了黃色的底。拿到球之後，我不難過了，開心地繼續在床上抱著它，並且更細心地照料這顆「寶貝」，希望它能陪伴我更久。

沒想到這顆排球就這樣陪伴我到三十二歲。我把它放在床頭旁，與其它家飾品互相搭配，有時還會將這顆排球抱起，用右手或左手輪流抱，覺得抱球時可讓手肘感到舒服，並勉勵自己要放輕鬆，擁有愉悅的心。我習慣將「成功」兩字轉成垂直模式擺著，好讓我在床上時，看球面上「成功」兩字較為方便，並盡力地愛惜這顆「寶貝」。

因為球面上印有「成功」字樣，讓我聯想做事要盡力、努力、積極，好將其做到「成功」的境界。

開口說話，內心快樂

到了四年級，我為了照顧教室內的虎尾蘭，並與老師交談照顧虎尾蘭的心得，逐漸將說出的詞語連貫成一段句子。過了暑假，升上五年級，遇上第一位級任的男老師，我開始在主動舉手或老師叫我回答問題時，有自信地將答案說出來。回家後，也會將上課的心得分享給爸媽聆聽。

在念國小的六年時間，我經歷升三年級、五年級的兩次編班，雖然得適應新的班級，與班上老師、同學的互動，但我的語言溝通能力能明顯的進步，除了自己努力耕耘外，更要歸功於國小任課老師、輔導老師細心的教育，與我爸媽、妹妹的勉勵下，讓我更有自信地開口講話，說出我想要表達的內容或資訊。

雖然，我已從自言自語仿說，進步到和熟識的對方交談，但因有時仍會發生說話時眼睛沒有看著對方，或是找不到可以說出彼此感覺的合適用語情形，因此我仍繼續找尋發展的契機，克服在溝通上已逐漸縮小的障礙。

二、沉浸在繽紛色彩的圖畫世界

繪畫之於我，就像是一道重要的入口。當我全心全意畫出想要的圖像時，一方面得到了創作的滿足，一方面卻又想探索更多，因而覺得不足，引發了自主學習，這就像是進了寶藏山之後，得到了一、兩件珍寶，雖然心中高興，但忍不住想再深深地挖掘，看能不能挖出更多更棒的珍寶。

一牆彩繪壁紙，激發對色彩的渴望

三歲時，爸爸請師傅將客廳電視機後面的一面白牆，貼上印有黃葉樹木的圖案壁紙，讓我覺得家的空間似乎變美了，彷彿沒有那面牆的阻隔，內心也跟著感覺舒坦、開闊。在黃葉樹木圖案壁紙的右上方，保留著原有的小窗子，成為圖案壁紙的一個主視覺，在晴朗的早晨，太陽光就從這裡照亮了客廳，讓這幅壁紙畫中帶著陽光，形成了滿有趣的景象。

我每天欣賞著這幅以咖啡色、黃色系為主的壁紙，對色彩與空間產生了初步的印象，可惜的是，當時我不會開口講話，無法簡單地說出那幅壁紙畫帶給我的感覺，只好用哭鬧的方式，拜託爸媽用說故事的方式，陳述壁紙畫所帶來的意涵。

創作欲油然而生，我只想作畫

爸媽如願地告訴我，壁紙畫帶表著秋天的景色，樹葉在夏天，是綠色的；但是到了秋天，漸漸地轉黃了。我望著這面秋景的圖畫壁紙，以及使用咖啡色與白色搭配的天花板裝潢，真想動手在空白的物品或空間上，揮灑出我想要表達的圖案。爸媽注意到色彩對我的刺激反應是那麼明顯，因此到文具店買了一盒彩色筆，讓我盡情地揮灑。

收到彩色筆後，我高興得想尋找白色或淺色的創作空間，最後，終於發現我和妹妹共用的房間，那淺色的牆面壁紙就是創作的好空間，於是興奮地拿著紅色、黃色、咖啡色系為主的彩色筆，在牆上盡情塗鴉。

在塗了一段時間後，我已將牆面塗得花了、滿了，必須再把它清理成淺色的壁面，才可以再使用彩色筆來揮灑，但當時我不會自己動手在壁紙上貼白紙，那麼撕壁紙是尋求再度作畫的機會。因此開始用手指甲摳壁紙，努力地摳，總算摳出一處凸角後，就開始邁力撕起壁紙。

當我撕下一小塊的淺色壁紙後，發現裡面不是淺色的牆面，而是一層有灰色系圓形圖案的壁紙，這引起我的好奇心。我想觀察內層壁紙的圖案奧祕，於是更努力地繼續撕，撕下來的壁紙碎屑就拋到床旁的地上，頓時房間的地板上，布滿了宛如雪片的壁紙碎片。

這時爸媽看到房間被我搗蛋成這副模樣，不但沒有苛責我，反而以正面的思考來處理。他們拿掃把畚箕清掃地上的壁紙碎片，並找師傅為房間貼上了嶄新的壁紙，為了避免新壁紙再度被我盡情塗鴉，他們還到文具店買畫圖本與白圖畫紙，張貼在房間靠近床邊的壁紙上。

當爸媽幫我布置好場地後，我繼續在牆上的白圖畫紙盡情作畫，畫滿了，爸媽就來換紙，塗鴉過的紙張則蒐集保存，讓我能有塗鴉成品獲得收藏留念的機會，又隨時有嶄新的牆面可以揮灑，於是我不再動手撕壁紙，多出來的時間才可以畫圖。除了在牆面上的白圖畫紙作畫，我也開始拿白圖畫紙在桌面上作畫，體驗不同的畫圖環境，獲得創作的滿足感。

繪畫新色彩的加入

在某一年耶誕節前夕，我看到爸爸買了一株耶誕樹組裝，完成後樹上佈滿了裝飾品，繽紛了居家空間。夜晚時分，當家人開啟耶誕樹的燈，並暫時熄了客廳燈，這時繽紛光彩的耶誕樹燈，稍稍地照亮了客廳，滿有浪漫的氣氛，讓我體驗了有趣的時刻。

原來一棵色彩繽紛的耶誕樹，擁有多樣的色彩，使得日後我在繪畫時，除了拿紅色、黃色、咖啡色系的彩色筆外，並增加選用綠色、藍色等色系的彩色筆，使得繪畫的色彩更為豐富了。

因為爸媽的溫馨與正面激勵，為我保留了繪畫的嗜好，也改掉了撕壁紙的習慣。只可惜這些幼年的塗鴉作品，在國小二年級快升三年級搬家時，因新家空間有限而捨棄，我只好將這些過往經驗記在腦海中。

初階美勞課，創意與自信一起滋生

我喜歡畫畫，畫出我想要表達的事物，在念幼稚園時，我最期盼美勞課的到來。

在課堂中，老師指導我們用彩色筆、蠟筆、水彩等上色工具，在白色的圖畫紙上創作出屬於這堂課的主題成品。當我拿到畫紙與上色工具後，就開始在圖畫紙上畫出輪廓與上色，好讓一幅色彩鮮艷的畫作，在經過我的努力下，於課堂順利圓滿完成。我更期勉自己，在下一次美勞課中，能繼續有好的表現。

除了用畫筆畫圖外，美勞課的創作方式也滿多樣的，有時老師會教我和同學剪色紙或撕色紙，再以漿糊貼到白色或彩色圖畫紙上，享受貼貼樂美勞創作的快感。哇！我覺得美勞課是如此多元的、有趣的。而美勞作品亦在我的手中完成。若這次作品表現受到老師的讚許，我會覺得特別高興。

我希望每一次的課堂中，能做出一件屬於自己的作品，等老師批改完成還給我後，帶回家收納保存。隨著越多件親手繪製或貼製的美勞作品累積，其創作成就感讓我的內心真快樂。

閱讀國語日報的啟發

幼稚園大班時，有一次我和媽媽到朋友家作客，當我拿起桌上的國語日報翻閱時，發現有其他國小同學的繪畫作品。當時我只是靜悄悄地閱讀，看得入神，覺得看報紙真有趣。媽媽發現我對國語日報的閱讀如此專注，於是家中開始訂閱，並帶我到國語日報社上繪畫課。

每一次上課時，老師都會訂出不同的畫圖主題。等老師發表題目後，我就拿著畫筆，將一張白白的圖畫紙畫上主題內容。

課堂中畫的主題每次都會變換，也很生活化，例如：到郊外旅行、逛動物園、上鳥店賞鳥、你喜歡的食物、逛街、我的家人等。當我將這堂課的畫作完成後，就拿給老師批改評分，老師會在畫作背面蓋個評分表章，然後打圈圈。被打越多個圈圈的畫，就表示越受到老師的青睞，讓我為此作品感到快樂與喜悅。

由於在幼稚園時期不斷作畫，讓我畫的圖也更具象化，甚至會畫出有立體感的作品。為了得到好的評語，繪圖內容除了房子、道路、汽車、棒棒糖樹之外，我也會觀察老師的表情有沒有笑容，藉由這個短暫看人的機會，嘗試在畫中加上人物。

像打開了任意門，拿畫筆的我無所不能

在國小一年級放寒假的某一天，家裡的電視正在播報新聞及股市，我看見有許多數字、國字的彩色播放畫面。當股市播報快要告一段落時，畫面還會秀出一段像山的高低起伏圖，那是加權指數的今日分時走勢圖，後來翻閱報紙時，我又看見加權指數走勢圖，但覺得看股市走勢圖似乎不夠過癮，真想親自拿著筆，畫出股市走勢圖。

於是，我看著報紙上的股市走勢圖，拿著黑色原子筆，在白紙上依樣畫葫蘆，一會兒高，一會兒低，然後再為走勢圖畫上10日線、30日線、成交量等，並標上價位數值。走勢圖宛如一座座的山，在畫筆下呈現出來，高度與坡度有所差異。

到底山的高度、坡度，有何不同？因此我靈機一動，從書本中的看見了等高線圖與地形剖面圖，所要呈現的地形與地貌的特性，於是我培養起閱讀地圖的習慣，只要看到地圖，不論是地形圖，還是空間圖，例如台灣地圖、世界地圖等，我會積極地閱讀一番。

這樣的嗜好也讓我在國小二年級起，就習慣拿筆在不同的白色圖畫紙上，分別畫上地形剖面圖、地圖、股市走勢圖，也對數字產生了更為深入觀察的興趣，並熟練九九乘法表與加減乘除運算。

藉此熟練畫圖與算數技巧，真是一舉數得。

繪畫啟發之大，難以想像也不可思議

在幼稚園到國小的美勞課學習過程中，我繪製的物體真實度越來越高，並擅長畫空間透視圖。在國小期間的寒暑假作業本上，我努力地以豐富的繪畫內容，呈現在作業本的封面與封底。

為了加強繪畫內容的構思，我開始蒐集有圖案或文字的物品，使得我腦海中能多記繪圖或文字的型式，因此郵票、發票、景點摺頁等有圖文的物品，成為我喜愛蒐集的對象，並整齊地收納在家中，隨時可拿取欣賞的地方，例如，集郵冊、書櫃、抽屜等。「我要努力地把圖畫得好看，把字寫得整齊，讓欣賞或閱讀者，包括自己，有好的感受。」

我欣賞親手蒐集的物品，啟發對於繪圖與文字書寫的構思，持續在畫紙或畫本上創作，念國中時開始接觸電腦繪圖，且藉由繪畫構圖習慣來延伸其他嗜好，例如：念幼稚園開始堆積木，與爸媽到溪邊戲水時，享受堆沙石創作的樂趣，國小二年級開始製作紙模型，三年級到陶藝班學製陶、上釉、以及五年級開始，拿起相機記錄影像，拍出讓我喜歡的攝影作品等過程。

原本只是藉著繪畫，以平面方式表現出個人感受，但卻漸漸感到不滿足，於是要發展出新的繪圖模式，繪製出有立體感的圖畫，接著進一步發展到用雙手創造具有立體感的物品來。隨著平面與立體創作品數量、型式愈多，我內心的滿足感，也愈有加分的效果。

科學想像畫激發對安全、環保主題的關心

對於過往繪製過的圖畫，除了將實體作品收納保存外，我還將繪圖方略記憶到腦海中，只要一拿起工具，就能開始作畫。除了繪製寫實畫外，想像畫也是一種腦力激盪的繪製創作喔！

大約在國小五年級到六年級期間，我繪製了科學想像畫。

我想像日後人類的生活會變得如何先進與方便，想以此主題畫一張未來世界的想像畫。在這幅畫作中，我利用彩色筆與水彩搭配繪製，呈現出超乎於現在世界的風格，例如：在每一棟建築物屋頂上，加設了救災機器人設備，盼望這棟建築物成為特別安全的建築物，萬一

發生火警等意外時，這些機器人可自動放下逃生架設備，讓受困的人不必等待消防雲梯車的到來，即可以經由逃生架下樓離開。

我畫了一條生命排水道，當受污染、快奄奄一息的魚兒進入這條排水道後，便會獲得乾淨水源與充足氧氣，很快又活了起來。

另外，還畫了一座時光隧道，對於沒有錢搭飛機出國的遊客來說，只要走入這座時光隧道內，透過模擬立體感影像的播放，就好像是來到其他國家旅遊的感覺。

經過一番時間的耕耘繪製後，這幅畫作終於大功告成，在學校的邀賽機會中，這張畫作有緣參加全國第七屆科學想像畫國小第二組競賽，我拿到了該組的第二名。

這個成績，除了我非常高興外，爸媽和指導我的老師，也感到非常欣慰。有了獎狀與獎金的鼓勵，也讓我在接下來的學習過程中，更放任自己的想像。

三、立體感的創作之樂

曾經有人問我，為什麼會在大學時選擇景觀系？為什麼對於提高生活品質充滿了熱忱？為什麼能在景觀設計領域裡如魚得水？

任何事的發生都有理由，也有脈絡可循。以我來說，對於自己有興趣的事物，便會沉浸其中，不斷地追求更深也更廣的境界，心無旁騖。這也可以說是肯納症帶給我的生命禮物，因為夠專心，所以能專精。

在前往景觀系的路上，我沿途為自己打穩基礎，其中的一個重點便是立體感與空間感的建立。

啟蒙點，堆起屹立不倒的木製積木

在幼稚園的教室內有一籃籃木製積木，總讓我迫不及待地等下課鐘聲響起，享受堆疊之樂。由於我發現教室內的積木數量充足，並事先觀察班上其他同學，是否也會使用木製積木，因此不用擔心和同學「爭積木」的情形發生，影響到我堆疊時的樂趣。

每到下課時間，我拿著一籃積木，到教室外的走廊上自己玩，蓋起一排積木，就像在蓋房子一樣，努力地往上蓋，希望能蓋得越高越好。每當我努力地蓋到一個高度時，這些木製積木就會開始搖晃，在我來不及搶救下，突然「砰」一聲，全部都應聲倒地。第一次看見心血創作就這樣毀了，老實說我有點被嚇到，也覺得很難過。

這時，上課鐘響了，我害怕太慢進教室，會被老師說話，只好先硬著頭皮將散落的積木收好，放回籃子內，拿回教室，等待下課鐘響快點到來，才可繼續堆木製積木，尋找出讓這個構造體更為堅固，較不容易倒下來的堆疊法。

經歷了幾次不同的堆疊方式後，最後，我用方形模式交互堆疊，積木結構體果然變得堅固了些，只要不讓重心不穩，就不用擔心突然瞬間倒下的震撼與尷尬感。完成後，再用手慢慢地一塊一塊取下，放回籃子內，讓想使用這些積木者方便取用。

除了運用下課時間外，我也會利用放學後，等待媽媽來接的空檔堆疊積木。沒有了上課鐘響的拘束，我輕鬆地反覆堆疊木頭色、咖啡色、深綠色、橘黃色等木製積木，疊得愛不釋手，好讓媽媽接我時，順便欣賞我今日的「創作」成果。我運用課餘時間，持續堆疊木製積木，以便更加熟練地掌握空間感，並運用在繪畫與創作立體物品的需求上。

初見樂高塑膠積木，迷上堆疊之樂

熟練堆疊木製積木後，我想體驗不一樣的積木創作品，因此堆疊造型更為豐富的積木，以獲得更多創作成就感。

四歲的時候，爸爸到歐洲旅遊，回台灣前在當地買了禮物給我，當爸爸回到家打開行李時，我正好在行李旁邊，發現裡面裝有一盒LEGO塑膠積木，興奮地拿起紙盒包裝看產地。爸爸說，它是在丹麥生產的，積木主題是一座大城堡。

我好奇地打開紙盒，看盒內的成品安裝說明書，真想將這座城堡蓋起來，於用雙手努力地將一塊塊積木塊體，依照說明書裡的步驟進行組裝。經過了一星期，終於把這座大城堡組合完成，我為此覺得很有成就感。

這座大城堡記錄了歐洲時代國王與士兵出巡時，駐紮於城堡的盛況，城堡底座還可以拉開卡榫，打開為三大部分，隨不同的角度位置調整。反之，再卡住卡榫，又成為原有四面環牆一個大門對外的場景。

這個多元造型變化讓我對空間感更加深刻，又有塑膠積木人物和馬匹的裝飾，使我逐漸體會到，在一些活動場合中，如有人物或動物的存在，才會擁有生命力所帶來更生動的味道，使得我對人物的觀察，逐漸產生興趣。

堆疊樂高積木不同於在幼稚園內所玩的木製積木，樂高積木可以更緊的卡在一起，較無瞬間傾倒的情形發生，在於兩塊積木塊體，可用一邊凸起，一邊有凹槽的崁入式相接，使得兩塊積木緊緊套在一起；如需拆開，則要用手或工具出點力量，才能將其拆開。當我以手舉起有底座的樂高積木成品，只要拿好底座，積木體確實用手卡緊，也就不用擔心中途突然解體的尷尬現象發生。

有了這套色彩鮮豔的塑膠積木，讓我更可用雙手感受到確切的空間感，並持續地刺激頭腦，對色彩與空間感有更豐富的反應。

堆沙石的創作

除了堆疊積木外，堆沙石，也是我喜歡的嗜好。在天氣好時，爸媽有時會帶我到戶外散心，只要到溪邊或海邊，屬於安全的岸邊時，我一定掌握時機，運用溪邊的沙石，或海邊沙灘上的沙，盡情的享受堆疊之樂，順便玩水，聆聽大自然的聲音，享受快樂的時光。

「努力地堆，堆出一個令我賞心悅目的作品。」於是在溪邊或海邊，努力地用雙手，甚至是小工具，一面地挖，又一面地堆，漸漸地作品成型了。「今天的創作完成了，我好快樂喔！」

「但我隨手堆疊創作在河邊的沙石或海邊的沙子作品，會受到大自然力量的影響，無法長時間保存，怎麼辦呢？」於是我通常會將今日創作的過程或成果，記憶到腦海中，以備可透過畫圖的方式來表達。要是爸媽今日有帶相機時，會為我拍照記錄，以便隨時可透過相片，欣賞我堆沙石的創作過程或成果。

「與積木相比，沙石是可塑性更高的創作材料，積木是直接堆出幾何空間的創作。因此不論是積木或是沙石，各有不同的空間感創作樂趣。」於是堆積木、沙石，都成為我喜歡創作物品的元素。

從一棟房屋到一座小城，紙模型揮灑創意

國小二年級的某一天，我望著早上喝過的鮮乳新鮮屋包裝，突然想到，如果能拿幾張色紙，配合彩色筆的繪製圖案上色，貼在鮮乳盒的外側，便可製作成一棟房屋模型，是一種有趣味的創作。於是念三年級時，我開始拿著剪刀、膠水、紙張等工具與材料，製作紙模型。

對我來說，製作紙模型比塑膠積木更具可塑性，也不像在溪邊堆沙石，或在海邊沙灘上堆沙，必須考慮到天候因素，只要做完功課就可以盡情創作。於是，我拿著色紙、瓦楞紙、厚紙板與彩色筆等工具，開始製作大樓的紙模型，在色紙上畫窗戶、招牌，然後將色紙摺起來，並用膠帶與膠水將它黏在瓦楞紙與厚紙板上，使這棟大樓紙模型可以站立起來。完成創作品後，內心頓時感受到成就感與喜悅感。

蓋好房子了，但是我想要建構一個紙模型城市。於是我又繼續蓋了幾棟紙模型的建築物，發現建築物前應該要設置一條道路，供人車通行，於是拿了白紙與黑色簽字筆，畫好道

路標線與斑馬線後，設置在紙房屋前。

紙模型在家裡，要有個好展示空間，於是我將這些紙模型創作品，集中在臥室櫃子上方的平台處。這時覺得小城市要有綠化空間，生活品質方可更為美好，於是拿了吸管和盒裝水果的綠色塑膠絲，製作棒棒樹，插在紙房屋與道路間，作為行道樹，還蓋了一座公園，逐漸成為一件擁有綠美化空間的小城市模型成品。

但我覺得，這個紙模型都市的主幹道交通運輸，要訴求快速、便捷，所以在道路的中央蓋起一座以厚紙板與白紙製作的高架橋模型，並設置了引道、匝道、護欄、隔音牆、伸縮縫、路燈等橋樑設施。

這座橋的比例還比照玩具店內約1:100的模型車產品尺寸建造，好讓橋樑蓋好後，從玩具店買來的幾輛模型車，能順利放在模型路面或橋上，以手推著模型車把玩，享受行駛的趣味。

我之所以能創作出一座功能完善的小城市，除了平時已不斷在精進立體與空間概念之外，更因為父母常帶我外出，盡情欣賞各種建築物、交通工具、公共設施，才能將紙模型的創作從一棟房屋逐漸擴展到一座小城。隨著念國三時搬家，我將這座小城市紙模型，分成好幾塊物件，並拆解樂高積木成品，一起搬家後再度組合，繼續創作。

從平面到立體，拼圖的樂趣

除了製作紙模型外，我還喜歡拼拼圖，感受一張圖片經過五百片、一千片等小塊體，依序拼接起來的樂趣。

我會先在客廳的地面上鋪設紙張，接著拿起拼圖盒內，最邊緣的那幾塊單元體拼接，先拼出拼圖的外框。當四周的單元體都拼接完後，再依序將拼圖的中央部分塊體一塊塊的拼上去。過了約好幾天的時間，終於拼好了拼圖，感受到作品完成時所帶來的喜悅感。

後來在國三搬家時，拼圖不小心弄壞了，掉了幾片小塊體，我覺得很心疼，只好將專注力繼續投入在紙模型的製作。但每次只要到百貨公司，仍會留意拼圖專櫃，欣賞多樣化的拼圖產品。念研究所時，在拼圖專櫃看見立體拼圖，已可拼出一個地球儀或一棟建築物的成品，感受拼圖可以創作平面或立體空間的豐富性。

看到拼圖型態的改變，我才真正領悟到，從幼稚園到國小階段，不論以積木、沙石、紙模型、拼圖等材料，來創作物品，除了享受創作的樂趣外，也持續加深對於空間感的掌握。於是我對於創作嗜好，一步一步地從平面發展到立體。而自從建立了立體感與空間感的概念之後，便進一步將對周遭環境的深入觀察，記憶在腦海之中，而這一連串進化的過程與收穫，激發我日後想攻讀景觀設計系的欲望。

四、摸虎尾蘭讓我熱愛植物

讓我與家人引以為傲的進步與學習成果，起始點只是一些小小的個人興趣，但是當興趣的火花被點燃以後，就有了不斷追求新知的動力，一連串美好的連鎖反應也被啟動了。

在大學時，我選擇攻讀景觀系，不是偶然，也不是誤打誤撞，而是因為對植物與建築物外觀的觀察熱忱，讓我做了這個選擇，而這個選擇的起點，其中一項是摸不得的老虎尾巴。

記得小時候，我和家人一同逛木柵的台北市立動物園，在園區內欣賞許多種類的動物，走著走著，看到了一個區域，裡面有隻老虎在走動。

因老虎生性凶猛，動物園設置了保護設施，讓大家在安全距離外欣賞老虎的英姿。我望著老虎那黃黑相間的尾巴，覺得色彩有明顯的對比感，吸引了我的注意，因而感到非常好奇。既然老虎尾巴不能用摸的，那麼總可以用看的。

喜見可親的綠色老虎尾巴

念國小四年級時，我看見老師在教室內靠窗的櫥物櫃台面上，擺放著幾盆盆景植物，美化了教室的空間。其中有一盆植物特別吸引我，在於它的葉子是一條一條的往上長，那淺綠色與深綠色相間的色彩配置，就好像一條條綠色的老虎尾巴，豐富了這間教室的空間。

和真正的老虎尾巴不同之處，是它的葉子。它摸起來感覺滑滑的，葉子是扁長型的，頂端有點尖，葉紋豐富，而它的新芽剛從土壤冒出來，我望著那小小的綠色老虎尾巴葉，感覺滿可愛的。摸這個綠色的老虎尾巴，不用害怕被咬，因為它是植物，沒有嘴巴與利牙。

為了解這類植物的學名，我到書店查閱植物書籍，確認這盆擁有綠色老虎尾巴葉子的植物，是虎尾蘭，屬龍舌蘭科。

「太好了！可以摸老虎尾巴喔！」於是我在下課時間會忍不住伸手去摸摸它。但過了沒幾天的時間，我覺得用摸的還不過癮，那麼乾脆面向這盆虎尾蘭小聲地說話，持續了幾天的時間，感覺虎尾蘭是我的好朋友。班上曾有幾位同學望著我對這盆植物，是如此的細心陪伴，乾脆以「虎尾蘭」的名稱來招呼我，讓我覺得好有趣喔！

原來，我是會說話的虎尾蘭耶！

和虎尾蘭打交道

為了讓這盆虎尾蘭長得健康茁壯，於是我更需要細心地照顧，在學校打掃時刻，特地拿個小澆花桶，為這盆虎尾蘭澆澆水，用沒有沾清潔劑的桌布，輕輕地擦拭虎尾蘭的葉子，減少灰塵的附著量。我還細心的用桌布擦這盆虎尾蘭旁的桌面，並拿乾報紙輕擦旁邊的那一扇窗戶玻璃，讓它獲得較好的採光。

為了做到這些，就必須開口對話，將原本不連續的名詞、動詞、形容詞等詞句，組織成一句較完整的話，和老師交談，向老師借清潔用品。利用這種方式，我逐漸能將口語組成一個句子，再結合國語課的造句練習，我的說話技巧不斷進步，由此感到快樂並擁有自信。

在四年級第二學期的期末時，我已經能和老師聊起照顧虎尾蘭的心得，並聆聽老師的回答，顯見語言溝通能力有持續地發展。

老師看我那麼細心照顧這盆虎尾蘭，也不希望在長達約兩個月的暑假，因無人照顧而影響到它的生長，因此讓我將它帶回家，長期照養。

我將這盆虎尾蘭帶回家後，於炎夏中，還是不忘在適當日子的清早或傍晚，拿著澆水器澆水，維持土壤適量水分。過了一段時間後，家人發現這盆虎尾蘭長得越來越密集，土壤空間似乎有點不夠，花盆出現了一點裂縫，澆水時還會滲水到花盆外，流出一點土壤，因此帶我到花市，買一些土壤及一個長方形的白色花盆，栽植面積比原來的圓形花盆還要大約一半以上，進行移植，讓它能有更大的空間繼續成長。

逛校園，看植物

因為親手照顧虎尾蘭，使我對植物與盆栽產生了很大的興趣。

自國小五年級開始，我在下課時間經常沿著走廊，從一樓散步到四樓，參觀不同班級在走廊上的盆景擺設，看看是否又會發現「虎尾蘭」的盆景。走著走著發現有的班級教室外選擇淨空，有的班級在教室外擺放了好幾盆盆栽。

「看到虎尾蘭啦！」只要看到長得像綠色老虎尾巴葉子的盆栽，我總會很開心，因為又可以觀察綠色的老虎尾巴，看看與我照顧的那一盆，有何差異之處。看了一盆不夠，還要看更多盆的虎尾蘭，這個渴望讓我逛了學校一到六年級，每一班教室外的空間。陸續看見更多盆，如金邊或短葉的虎尾蘭後，才發現原來虎尾蘭有好幾個品種，太有趣了。

有一次，在某一班教室外欣賞虎尾蘭盆景時，發現旁邊有一盆帶著綠色邊、擁有豐富紅色色彩、葉對生、花是紫色的植物，真令我好奇，於是查閱植物書，翻了好幾頁後，發現這株植物是彩葉草。因此，從國小五年級開始，我最喜歡欣賞的植物就是虎尾蘭與彩葉草。

此外，我對校園內印象較為深刻的植物，是操場旁一株株高聳的大王椰子樹，但綠色的葉子位置好高，我只好用眺望的方式欣賞。但虎尾蘭、彩葉草就不一樣了，我可以近距離欣賞葉子的美感，因此特別有觀察的習慣，尤其是虎尾蘭。和爸媽與妹妹到戶外踏青時，只要看到虎尾蘭，我就會站在那邊，專注欣賞那綠色老虎尾巴的英姿。

將好奇化為行動，從書中找尋知識

為了得知我喜歡的虎尾蘭是如何繁殖的，我到學校的圖書室，翻閱有介紹虎尾蘭的植物書籍，看到了分株、葉插等繁殖方法，使我對植物的繁殖型態是以播種「有性繁殖」來進行的印象，有了進一步的改變，認知到無性繁殖的意思，並思考運用到實際操作的機會。

念國小五年級，某一天我在家裡的陽台上，將白色長方形花盆裡葉色較暗的厚葉片，用小鏟子與剪刀挖起，將這片厚葉剪成好幾段，再插入原盆栽較為空曠的地方來印證葉插法。我適時進行澆水作業，看花盆內的變化，盼望哪一天可以看到新芽的冒出。

過了約一個月的時間，花盆內的葉插虎尾蘭旁冒出了新芽，就和另一端生長茁壯的虎尾蘭形成一幅有趣的畫面，也代表著植物生命的延續，可依品種進行有性繁殖或無性繁殖。我為自己親手繁殖的虎尾蘭能發出新芽，感到欣慰。

觀察林蔭道路，見識植物綠美化都市

其實我對虎尾蘭開始專注觀察前，在幼稚園就已聽過「林蔭大道」的名詞，並從書本中欣賞到林蔭道路的美景，但從三年級開始搭公車通勤，我每天上學都會經過美麗的仁愛路三段林蔭道，還有仁愛敦化圓環，只要今天是上學日，林蔭大道似乎成為我必經的美好道路。

在公車上，我沿路欣賞由春、夏、秋、冬共四個季節所呈現的綠地景觀，尤其是隨著時節替換，由工作人員現場換植，種植在路口分隔島上或圓環較外圍的季節性花卉植物，讓我更深刻地感受到，綠色植物與開花、部分帶著其他顏色葉子的美，可使都市景觀更加繽紛。林蔭道路的樹木淨化了道路的空氣，也讓路過的行人在出大太陽的時刻，有遮陽的好空間。

除了仁愛路三段，因為一次和家人在敦化南北路上散步，看到另一條漂亮的林蔭道路，這時我腦海想著，如果都市內的綠地能藉由公園與道路林蔭空間，甚至是與校園的綠地相結合，那麼，都市裡的生活空間也會變得更加舒適。

對植物的熱愛讓我踏入景觀的領域

念國小一年級時，我對植物名稱的認知，僅對杜鵑花、椰子樹、榕樹、樟樹最為熟悉，但並未深入觀察這些植物的細微之處，直到國小自然課，在認識植物的課程中，才真正了解植物的根、莖、葉的分布，還有種子繁殖的方式。

到了國小四年級，望著教室內的虎尾蘭盆景，發現那長相不同於一般根莖葉生長模式的植物，才讓我對植物外貌，或細微之處的觀察更加深入。有時，我還會將欣賞植物的感受，用畫圖的方式加以表達與呈現。

由於在國小五、六年級期間，我對於植物更加專注觀察，此習慣一直延續到國中、高中時期，不斷記憶更多的植物品種，也不斷觀察到在栽種植物、綠化環境後，市景美感與生活品質將獲得了不小的提升。對於植物與景觀環境熱中愛好的習慣，使得我在大學主修的科系中，選擇了景觀系就讀。

五、獲獎的喜悅

對於肯納兒來說，沒有比循循善誘、正面引導更合用的教育方式。我們天生比較容易產生不安慌張的情緒，因此，比起被責備之後引發心理恐慌，表現每下愈況，用獎勵與讚美的方式顯然有效多了，我就是活生生的例子。每當我被褒揚，就想再接再厲，在這種內在驅動力之下，即使原本有些天生不足，也能很快地趕上其他同儕的水準，甚至表現愈來愈亮眼。

爭取獲獎的機會

在幼稚園與國小的朝會時，看到其他同學到操場獎台上，在頒獎曲的奏樂中領取獎狀的畫面，這時我腦袋想著，如果哪一天，換成我上台去領獎狀或獎品，內心一定會覺得很喜悅、快樂。

因此，除了努力爭取學校的獎勵外，家裡也提供我獎勵的機會，前提是我在學校的月考或學期成績中，有好的表現，家人將帶我到玩具店，購買我想要的樂高積木，考的越好，獎勵越多。

在學校與家裡均提供獎勵的誘因下，念國小的我，更是盡力地準備學校的課業、考試或比賽。

上台領獎很光榮

努力了一段時間後，我在寒暑假作業簿的封面封底的繪圖創作，獲得評審人員的青睞，得到了上台領獎的機會。

「終於換成我上台領獎，好期待喔！」在領獎日的朝會，我和其他獲獎同學到操場領獎台旁邊的等待區，待唱國歌與升旗程序完成後，來到了「準備上台」的頒獎時刻，我先望著其他項目的獲獎同學上台領獎，隨後當頒發到我獲獎的項目時，我和這批獲獎同學走上領獎台，望著操場上排列整齊的同學，他們正準備要為我們拍手鼓勵。

這時，頒獎的奏樂聲響起了。我望著頒發獎狀的師長，從領獎台的一端，陸續發獎狀給獲獎同學並握手。過一會兒後，我也接下師長頒給我的獎狀，並與他握手，這時我們的臉上都帶著笑容。

在頒獎台上時，我體會到領獎是一種光榮的時刻，步下領獎台後，想要做的第一件事，就是要將獎狀好好地保存。

迫不及待地知道有沒有好成績，翻了老師桌上的考卷

除了獎狀，我的獎品是樂高塑膠積木。

在我的房間裡，展示了好多組樂高塑膠積木組合的成品，包括兩艘大型的海盜船，以及城市、城堡等系列，形成了一座樂高世界。看過它們或是知道的人都很羨慕，覺得爸媽非常疼愛我，買積木從不手軟。

其實這些樂高塑膠積木，是父母給我的學校月考、期末考或是學期成績的「獎勵」。

當月考或期末考來了，我以平穩的心情積極答題，考試完後，我會迫不及待地想了解考試結果，看看是否有好成績，

印象中念國小時，我曾經為了想早點知道月考成績，因此在老師發考卷前，有時會利用下課時間，走到教室後方老師的辦公桌旁，時而看老師改考卷，期待老師能早一點改完發放；有時會看到老師不在，但看見桌上有一疊疊的考卷時，有時便順手翻一翻，來尋找「蔡

松益」的考卷，以提早知道考試結果，看看自己考幾分，是不是可以買樂高積木，可買小的還是大的，甚至是不只一組的產品。

但這個動作可要積極，不要被老師發現我在翻考卷，因此我快速地翻過幾次，也如願看到自己的考卷，上面有老師批改的考試成績，好得意喔！結果有一次，我如往常的在老師辦公桌上找尋我的月考考卷，正巧遇上老師進來教室，她好奇的問我：「怎麼在翻考卷？」我回答：「因為想要知道自己考幾分。」這時老師乾脆直接告訴我考試成績，並提醒我不要隨意翻閱班上的考卷，若你的習慣有調整，我將告訴你有進步。我覺得老師可能在勉勵我的德育成績，因此我要改掉未經老師同意下，到老師桌上「翻考卷」的習慣。

受到了老師的提醒與鼓勵，我逐漸改變獲悉考試成績的方式，不再任意到老師桌上「翻考卷」，盼望德育成績因此可以進步。因此我調整習慣，直接等待老師發放考卷的到來，這是令我緊張又期待的時刻，直到老師招呼「蔡松益」，我來到講台領取月考考卷，看到成績，這時才鬆了一口氣。

表現愈好，樂高積木就愈多

「拿到考卷了，我要把成績報告媽媽。」每當媽媽聽到我報告的月考成績，有兩科達九十分以上，或當考題難度較高，成績雖然未達九十分，但老師告知我在班上的名次，有一定程度的表現時，媽媽就會視情況，帶我到台北車站附近，太原路上的東東玩具城，購買量體大小不等的樂高積木產品回家組裝。若考試成績表現得越好，可以買的產品就越大或越多。要是考不好，就無法買樂高積木，只能等待下一次月考、期末考或學期成績表現。

除了報告考試成績外，領取學期成績單，若「德、智、體、群、美」五育成績表現好，蓋「甲」甚至是「優」的格數越多，也可以獲得樂高積木的獎勵。

因此，獲得好成績，是我努力的目標。有一次，我在某科考了九十五分以上，媽媽照例帶我到玩具店。那次要買的樂高積木，印象中好像是一座海盜系列的官兵堡壘，編號6276，售價約超過一千元。回家後，我大約花了不到一星期的時間，就把這座官兵堡壘蓋好。放在先前月考成績不錯，所獲得的編號6270海盜島積木旁，形成有趣的海盜系列積木成品搭配。

後來，在學校的月考中，陸續又有考科達九十五分以上，媽媽又高興地帶我到玩具店，分批買了海盜系列編號6274與6285的兩艘船。由於這兩艘船高度較高，連房間書架隔層區都放不進去，只好放到書架最上面，雖然這裡可以擺放，但船隻頂端都快要碰到天花板。看來我的房間已經是一座「樂高世界」啦！

看來我在國小努力準備月考、期末考，成績表現得還不錯，六年來，因考試或學期成績好，所獲得的樂高塑膠積木獎勵件數，已經超過十套以上，其中編號6270與6276的海盜系列積木，所組裝好的成品，更陪伴我到大學研究所碩士班畢業後，超過十年以上時間，覺得是具有歷史味道的樂高成品。

當我每次欣賞這些積木成品時，除了看到自己組裝的成果，也會記起我在學業上的努力及所得到的成就感。

教室外的榮譽榜

念國小四年級時，我留意到教室後方，老師辦公桌外側的門窗邊牆柱上，設置了榮譽榜，有十七個空格。當時獲獎的貼紙，整潔比賽為藍色底，秩序比賽為綠色底，大概每周會評分一次，獲獎班級可得到貼紙，張貼在班上的榮譽榜。

為了讓班上的榮譽榜可以獲得較多的貼紙，我特別用心維持教室的整潔，只要打掃時間的鐘聲響起，就拿著掃把與畚箕，將教室與走廊的地面清理乾淨，完成後，又拿拖把拖地，有時也會拿抹布將講桌、黑板、老師的辦公桌等地方擦拭。

整理好環境後，等著每週整潔秩序評比，整潔部分，我會盡力整理班上環境；至於秩序部分，就只能靠我和班上同學一同努力求表現。要是班上在評比中獲獎了，我的內心會覺得高興，因為班上的榮譽榜又可以貼貼紙了，那時真希望十七格能快點貼滿，再換一張嶄新的榮譽榜來貼，因此我打掃得更加勤快了。

看獎狀的喜悅

國小期間，包括第七屆科學想像畫國小第二組第二名、假期作業與畢業典禮等競賽或活動所獲得的獎狀，我都開心地將它們細心攤平，放在書桌的抽屜內保存，連同在內湖高中就學時所獲得的競賽獎狀，我都細心地將它留存到研究所碩士班畢業後。

我會不定期的把它們拿出來欣賞，回想自己曾經那樣全心全意地為了某個目標而努力，最後得到榮耀的證明，以及充塞在心中的成就感，就決定以後還是要以這種一往無前的決心，求取更好的表現。

六、直視他人與自己，開始交流

肯納兒的某些特質從外在就很容易被觀察，即使我們自己有所察覺，一時之間也很難改變，比如說會避免與他人目光接觸，以斜視或低頭、轉過頭的方式，不正視他人的眼神。

我因為眼球震顫與弱視等障礙，常會因為異於他人的注視姿勢，讓他人以異樣眼光看待，甚至是被取笑，造成自信心的打擊。因此，小時候的我只要眼睛一看到人，就趕緊將頭轉到一邊，或低低地看著地面，就是不要將雙眼面對著對方的眼神。

甚至有一次，在住家浴室的鏡子裡，我看到了一個人的影像，但不知道鏡子中所反射出來的影像是自己，所以也習慣性地把頭低下來，不敢多看一眼，更不要說是看個清楚了。

從玩具小人物，學習觀察人

在那個時候，雖然我不看人，也不正視會反光的物品，包括鏡子、門窗玻璃等。但是，對於樂高積木中的小人物卻不排斥，因為他們不會用異樣眼光看我，或是取笑我。於是我喜歡望著大城堡內的駐紮士兵、騎兵與搬運兵。

在面對這些積木的小人物時，我不用害怕自己的眼神會讓對方誤解或不快，因此，能很自然地用手搬動這座大城堡積木中的人物與馬匹，藉由玩樂來和積木人物對話。

過了約幾個月的時間，媽媽帶我到玩具店，買了一組警察局的樂高積木產品。我花了幾天的時間組裝，蓋好了警察局，就開始向警察叔叔說話，展開了面對另一套積木人物的互動。

接著我拿取積木盒內附加的彩色目錄，看看其他套組，包括太空、城市、城堡，以及適合六歲以下小朋友操作、單元塊體較大的得寶系列，發現部分的樂高產品，擁有塑膠積木人物，甚至還有金頭髮的真實人物出現，他的雙手正在使用樂高塑膠積木塊體。終於，我從圖片中看到真實人物的臉，並由此開始，漸漸認識人的外貌。

「我要看人。」但那畢竟是靜態的呈現，觀察之後，我便開始想探索真正有動態行為的人物，想知道他們的表情、手腳動作又是如何。

因此，我開始嘗試用眼睛看爸爸、媽媽和妹妹，但望了一下又不小心低下頭。那時我才剛練習看對方的眼神，還是會害怕被對方說：「我的眼球會震顫，有鬥雞眼的感覺。」讓內心覺得沮喪，所以會不由自主的逃避眼神相對。

不過，就算這樣，我還是繼續在尋找能夠克服眼睛不看人的方法。

認識親戚，記憶更多面孔

到了國小二年級，我已經熟悉了爸爸、媽媽和妹妹的臉貌。

到了過年除夕時，爸爸帶我們全家到伯父家吃年夜飯，用餐完畢就是小孩子領壓歲錢的時刻。除了爸爸、媽媽之外，我還可領到姑姑、嬸嬸等親戚發放的壓歲錢。

由於爸媽叮嚀，在領到壓歲錢之後，要向發紅包的長輩說：「謝謝！祝您新春愉快！」等祝福語，但因為我本來就對較尚未熟識的親戚有陌生感，再加上當時對姑姑與嬸嬸的臉貌也未有深刻的印象，且眼睛沒有完全注視著對方說道謝或祝福語，因此常發生把姑姑叫成嬸嬸，嬸嬸叫成姑姑的糗事。

這時姑姑、嬸嬸會鼓勵我再看一眼，再念一次名字，但有時到了第二次還是叫錯，直到第三次，甚至第N次才終於叫對，但有時叫對後又忘了，又叫錯了，被家人不斷叮嚀提醒，才再度叫對。當時，要記這些稱謂、認人臉，對我來說真是格外辛苦。

而在面對社會課的家族稱謂表時，我也是經常凸槌，除了爸爸與媽媽的稱謂記得最熟外，常將直系血親或旁系血親的部分稱謂弄混。爸媽覺得我記人的效率比不上記路，感到困擾。

為此媽媽拿著社會課本要我看稱謂表，及有親戚面孔的照片，藉由說故事的方式，鼓勵我將親屬的稱謂逐漸記清楚，並希望下次到伯父、叔叔、姑姑等親戚家，或親戚來家裡作客時，我能大方的出來見人，並盡力關注親戚的臉貌。

因為媽媽總是耐心的陪我練習家族稱謂，讓我在這方面，慢慢有所進步。

一句「小帥哥」讓我正視鏡中的自己

小時候，剪頭髮也是一件讓媽媽困擾的事。

當她帶我到住家附近的家庭理髮店剪頭髮時，我看到每一個座位前都有一面鏡子。但當我坐上兒童專屬的椅子後，習慣將頭低下，讓眼睛看著地面，或左右偏轉，欣賞理髮店四周空間。總之，我就是不願望著前方那面鏡子，不願認識自己的臉。

也因為這樣，我的頭常會偏一邊，影響到理髮師理髮的判斷。有一次，因第一回理得讓媽媽覺得不是很好看，只好等幾天，頭髮長長些再修。於是大約過了一週，媽媽又帶我到理髮店修，這時理髮師不斷調整我的頭修剪，好在這次我覺得累了，閉目養神地休息，終於打理出較美的髮型，但那仍是在我沒有直視前方鏡子的情況下完成，因此我仍舊不曉得這一次剪頭髮後的新面貌。

念國小三年級時，有一次和媽媽到朋友家作客，對方與我們打招呼，這時我的頭還是低低，或偏一邊的不看對方，但是當對方開口稱呼我是「小帥哥」的剎那，我的內心高興一下，真的有那麼帥嗎？回家後看著安裝在玄關的一面牆上，一個會呈現長方形影像的物體，當我移動位置時，那面牆上的長方形影像也跟著在動，看來這個物體擁有反射的特性，於是我要透過它來驗證自己帥不帥。

當我往前走，反射物中的人影也在向前走，真有趣耶！隨著距離的拉近，我看到自己也越來越清楚。

我對著這個會反射影像的物體說話，反射物中的人也跟著張嘴說話，我覺得真好奇，反射物中人的動作怎麼幾乎跟我一模一樣？後來從書中得知，這是「鏡子」，會反射出我的頭臉影像，尤其是上下相同、左右相反的成像特性，逐漸吸引我觀察的目光。

透過鏡子，我終於認識自己的臉貌，於是從國小三年級開始，每逢要出門前，在穿鞋子的時刻，都會習慣看一下玄關的鏡子，欣賞自己當天打扮得帥不帥。

在玄關照鏡子的時間畢竟較有限，穿好鞋子後就要出門，而且，我與鏡子間還隔著鞋櫃，相距有一段距離，因此並沒有看得特別地清楚，真希望擁有個隨身鏡使用，可惜當時我不知道，什麼是「隨身鏡」。直到念大學時，才在家裡找到一個手拿鏡，可當隨身鏡近距離欣賞自己的頭臉。

主動看他人的眼神，改善了人際關係

那雙眼球會震顫的眼睛讓我在與人交談時，仍然有種恐懼感，即使是短暫的問候，頭還是會習慣地偏開或低下，不好意思直視對方的眼神，因為我仍然害怕對方會覺得我的表情有點怪怪的，所以選擇閃避。

不過，這有限的進步，媽媽還是細心地注意到了。她持續鼓勵我，和人說話時，眼神要直視對方，讓對方感覺這位小帥哥是有禮貌的。

自從國小四年級開始，當我和級任老師對談時，眼睛逐漸習慣主動看老師的眼神，讓老師感受到我正在和她講話。但講沒多久，頭難免又偏轉了。老師有心幫助我進步，每當我轉開頭或移開眼神時，總會開口提醒，我才會再把頭轉回來，繼續用眼睛看著老師的眼神。

到國小五、六年級後，我更進步了，不但和班上級任老師交談時，眼睛會望著老師的眼神久一點，這個努力建立起來的新習慣也逐漸延伸到科任老師、實習老師與部分和我有互動的同學。

之所以不間斷地練習，是因為希望藉由眼睛凝視對方眼神的交談模式，讓老師與同學能感受到我在禮貌習慣上的進步，從而改善人際關係，獲得更多次被稱「帥哥」的機會。

直視鏡頭，為生活留下美好紀念

為了記錄成長過程，媽媽用照相機拍攝我的活動，再將拍完的底片拿到相館沖洗成相片，一一留存。

但是，當她按下快門，突然閃了一個光影，刺激到了我的眼睛，覺得有點不舒服的感覺，於是開始害怕被照相，害怕那突如其來的閃光。之後，當媽媽再度拿起相機對著我拍時，我的頭就是會或左或右偏轉，或乾脆低頭看地面，不願讓眼睛面對著相機的鏡頭。

媽媽就這樣拍完一捲三十六張的底片後，拿到相館沖洗，等領取相片回來閱覽時，才發現我有好幾張偏頭或低頭的照片，感到大傷腦筋。

為了幫我記錄幼年時期的生活起居，媽媽只好利用我在玩樂，眼睛沒有刻意看鏡頭的時候，按下快門，且盡量選在光線好的位置拍攝，不用閃光燈，好讓我不會受到驚嚇。

此外，媽媽還運用好幾種方法拍出生活照，例如我在吃飯、玩耍、逛街的照片，果真拍出效果不錯的照片，沖洗後收到相簿中供我翻閱。

「真希望未來能拍出更多張好看的照片。」於是媽媽告訴我，什麼是「閃光燈」，拍照時會提醒我，要照了喔！「數到三、卡嚓。」有了事前的心理準備，及對「閃光燈」的認知，我努力對準相機鏡頭，漸漸的不再懼怕被照相了。

到了六年級，快要到畢業前夕，為了大頭照以及和同學一起合照的影像呈現出最好的效果，我依舊盡力地讓眼睛對準相機鏡頭。

果然，最後放在畢業紀念冊中，終於有了一個正視鏡頭的畫面，好開心喔！為小學生活留下美好的紀錄。結果，這本畢業紀念冊，在國三搬家時，不知跑到那了，只好硬著頭皮，將這張照片印象，記憶在腦海裡。

和妹妹的手足互動

在我快要滿兩歲的某一天，媽媽生了一個小女娃，她是我的妹妹。

對我來說，妹妹是和我互動最頻繁的伙伴，雖然我很喜歡她，卻不知道怎麼和她相處。

當我們一起玩耍時，我不願看著她，只專注於眼前所看到的室內景象，有時會讓妹妹不知如何繼續和我玩下去，因此也造成妹妹和我相處的尷尬處境，遊戲往往就這樣告一段落。

念國小的我，發現妹妹變美麗了，擁有明亮的雙眼和可愛的臉，但自己眼睛有弱視，覺得為什麼妹妹的視力可以比我好，因此我想讓她感受，眼睛暫時看不清楚的時刻，因此「矇她眼睛」，成為我想要惡作劇的方式。

我動手矇了妹妹的眼睛，有時矇單眼，有時乾脆雙眼都矇，這時妹妹哭了，但我覺得不夠刺激，仍繼續鬥妹妹。除了矇眼睛外，還用手好玩地「勒」一下妹妹的脖子，看她的表情反應如何？但我的力量仍會控制好，因為不能造成妹妹受傷。

爸媽看到我如此的把玩妹妹，還把她給「弄哭」了，想到好多方法，盼望我能改掉「鬥妹妹」的習慣。於是爸媽告訴我，今天爬山運動時，如果你沒有鬥妹妹，回家後可以打電玩。

聽到了爸媽給我的提醒，我真想要打電玩，感受與堆樂高積木不同的趣味。於是我不鬥妹妹，並努力地將這趟爬山運動，以較快速的方式完成，回到家終於可以打電玩了。

與「妹妹」的合作

爸媽讓我可以和妹妹輪流打電玩，但時間有限制，平均一次大約是三十分鐘。

但我通常最多會玩到約一個鐘頭左右，才停下來休息。但家人提供我玩的時間，覺得不夠，擔心玩到一半就要停止，讓我覺得有點掙扎，於是和妹妹商討，如何趁爸媽不在家時，好好地打電玩，玩到爽。

於是我和妹妹有默契地，發揮「守望相助」精神，規劃好藏電玩主機的位置，方便拿出來接線使用。要是玩到一半，聽見了「鑰匙聲」，在爸媽開門進來前，可以迅速地將電玩主機拆線，藏到我們熟悉的位置，讓爸媽覺得我們沒有打電玩超時。以免被他們發現，潛藏著無法再打電玩的風險。

為了和妹妹可以好好地合作，我不再動手鬥她，除了打電玩之外，和妹妹合作的事，還有養蠶寶寶、養一隻命名為「嘟嘟」的狗。

在我念國小時，和妹妹養蠶寶寶，每天都拿了桑葉來餵食牠，過了好幾十天後，我突然發現，蠶寶寶在吐絲，把自己包在裡面，好有趣喔！想要了解牠把自己「包起來」的原因，後來我在書中發現，原來牠進入了「蛹」期，會先結繭把自己包起來，而「繭」的絲還可拿去製作「絲製品」，例如蠶絲被等。

過了幾天，蛾破繭而出，這是蠶寶寶的成蟲，但過了幾天，牠往生了，令我和妹妹覺得好可惜，生命就這樣畫下句點了。後來我翻了書查閱，才之到蠶寶寶的生命，是有期限的。當牠發展到了這個時刻，可能就會往生。

一起和「嘟嘟」互動

在我念國小五年級時，家裡養了一隻狗，命名為「嘟嘟」，牠是隻柴犬，常常和我、妹妹及爸媽互動，陪伴約十年多點的年頭，直到我念大學二年級時，牠因年邁往生，讓我們全家感到不捨。

爸媽、妹妹和我，輪流照顧「嘟嘟」，為牠洗澡，讓牠擁有清潔的身體；輪流替牠餵食飲水，好讓牠吃喝得飽，來陪伴我們。我喜歡和「嘟嘟」玩，順便看牠的眼神。有時「嘟嘟」會到我的房間，跳到床邊，用舌頭「舔」我，或是在家中用腳跳我或是家人的腿，同時搖尾巴，讓我感受到寵物與人的親近互動。

在天氣好的假日，爸爸有時會開車載我們全家，也載了「嘟嘟」一同出遊。到了郊外，我們全家就在路邊納涼，我和妹妹躺在地上休息，這時「嘟嘟」來往於我和妹妹間，兩個小鬼就陪伴在「嘟嘟」身旁，與爸媽一同享受假期好天氣的時光。

念國小的我，因為不斷藉由和爸媽、妹妹的互動、交談，也讓我逐漸習慣用眼睛直視家人的眼神，並把此習慣運用到看親戚、朋友、學校老師與同學，漸漸地強化我努力用眼睛直視看人的習慣。

第三部

人際關係的轉捩點

一、求學時期的人際關係

在求學過程中，許多老師都曾盡心盡力教導我，給我幫助。印象中，中學時期有兩位師長，讓我印象深刻。

其中一位，是內湖高中高一公民課的牛老師。他是一位常帶著笑容的男老師，雖然雙手拄著拐杖，必須撐著腳才能進入教室，但他的課永遠充滿了有趣的內容，課堂中同學們時常哄堂大笑。

另外一位是內湖高中林煇校長。早上他有時親自站在川堂前樓梯上，對進校的同學打招呼，因為受到校長的熱情鼓舞，我也會向他打招呼。

這兩位師長是我的榜樣。在牛老師身上，我感受到他授課時的用心，被他面對生活的樂觀態度所感染，而林煇校長則讓我學到在拓展人際關係時，化被動為主動的重要性。

情境轉變，勇敢爭取同儕認同

上了國中，我又面臨到人際關係的問題。

懷生國中的班級導師辦公桌不在教室後方，而是和其他的班級導師集中到辦公室裡。下課鐘聲響起，任課老師結束課程，步出教室後，就剩下同學們在教室裡。

有時在下課時間，班上有幾位同學會對我開玩笑，當時我不知道這是玩笑，沒能好好地直接與同學溝通，選擇以生氣方式來回應，也因此讓同學掌握到持續捉弄我的機會。

那時在下課時間，班上有幾位同學找到了捉弄我的方式，選擇翻倒我的課桌椅與書包，和我開玩笑。還曾經把我的課本丟到教室後面的垃圾筒內，我只好翻動垃圾桶找尋。

有時與我開玩笑的同學，甚至把我的課本，從五樓教室的窗戶往樓下丟，墜落到建築物後面的一樓通道。由於往這處通道有上鎖的鐵門阻隔，我還得拜託老師請學校派人開門，才得以進入撿拾，但往往課本已遭受損壞，有時還被雨水淋濕，難以使用。

這時沒有教科書的我，不知道該怎麼面對下堂課的到來，也不知道同學們為什麼要對我這樣做，我要如何靜下心好好地與同學，及上課老師進行溝通？因為我擔心老師沒那麼多的時間，處理我沒有課本上課的尷尬場面。

我的內心好難過，像是被欺負的感受，於是憤怒漸漸壓制不住，情急之下，心情就像快爆發的火山，突然炸開了，我邊哭邊跑，離開五樓的教室衝下樓梯，直奔二樓導師辦公室，大哭大鬧的吵老師，請班上老師出面解決。

老師找了這幾位對我開玩笑，甚至惡作劇的同學提醒一下，那時我也多半沒有和老師及惡作劇的同學，當面充分地好好溝通，使得情況繼續下去，因此同學還是會不斷地想出新的方法，繼續對我開玩笑、惡作劇。

有一次，我的課本再度被頑皮的同學摺皺、撕破了，我氣沖沖地跑到導師辦公室告訴班上老師，但發現老師不在。這時我癱在辦公室內，即使聽到上課鐘聲響了，也不想進教室上課。

踹講桌事件

這時辦公室的其他老師希望我回教室上課，但我沒有完好的課本，眼看下堂課的老師步上樓梯，我想要告訴老師，我沒有完好的課本，要怎麼將筆記寫在課文旁，但不知道如何運用良好的溝通語句，和老師談談，因此我氣沖沖地步上樓梯，走向教室。

這時我的內心只想，要把憤怒的脾氣好好地發洩，且不要傷到老師的身體，因此我以較快的步行速度，比老師還早一點到五樓，進入教室，到我的座位準備進行發洩脾氣表演，來引起老師注意。

我的雙眼弱視，上課時為了看清楚黑板上的課堂內容，因此坐在講桌前的第一列座位，這時講桌正好成為我發洩脾氣的目標。

望著老師進教室的剎那，我快速地自座位站起，朝講台扔出損壞的課本，並用腳奮力地踹講桌，頓時「砰」一聲，講桌往黑板下方倒下，使得班上好幾位同學，都被突然的震撼聲給嚇到了。

這時老師發現我將班上的場面弄成這樣，乾脆招呼我到二樓導師辦公室休息。過了幾十分鐘後，下課鐘響了，上課老師時回到導師辦公室，將踹講桌事件告訴我的班導，班導只好找我媽媽溝通，如何讓我和班上同學的互動，得以漸入佳境。

印象中我好像只踹過一次講桌，因為老師迅速解決我的困境，並告知媽媽為我購買新的課本。當媽媽看到我將部分破損的課本帶回家時，感到心疼，於是帶我到台灣書店，買新的教科書，讓我能好好地在學校上課。

媽媽邀請開玩笑同學來訪

後來，媽媽想到邀請幾位有時會對我開玩笑，甚至惡作劇的同學來家裡作客，但我擔心這幾位惡作劇的同學，到家裡來會不會也把我使用的物品任意把玩，內心感到害怕恐懼地拜託媽媽不要。

這時媽媽安撫我說：「我會好好地接待他們，希望他們和松益做好朋友。」在媽媽的協助下，我的心防漸漸地軟化，一次只需要上半天課的放學後，這幾位同學順利地到我家。

媽媽先帶我和這幾位同學到麥當勞用餐，逛了國父紀念館的公園一會後，回到家裡，我和媽媽與這幾位同學，坐在客廳聊聊，然後一起進入我的房間參觀樂高積木、紙模型等作品，讓同學感受我的創作嗜好，盼望能改善我和同學的關係。

這麼做終於有了效果，那幾位同學漸漸地不再翻倒我的課桌椅與書包，我的內心逐漸地高興起來，往後若遇到與同學互動有不順利的情形發生時，不會再踹講桌發洩脾氣，而是直接找班上老師溝通。

被取了不喜歡的外號

到了國二，上課教室換到校本部四樓建築物，但我不記得在二樓以上的那一個樓層上課，學期中又遇上讓我不如意的事情，那就是有幾位同學，在下課時間為我取了不喜歡的外號。

這時我覺得，同學為何不直接叫我名字，而要使用令我不喜歡的外號來叫我，眼見下課時間在教室找不到班上老師處理。

於是我發了脾氣，氣沖沖地離開教室奔下樓梯，衝到一樓的輔導室請求協助，這時輔導老師不斷地安撫我不要難過，甚至找了班導與爸媽到校溝通，班導與班上幾位熱心的同學，也提醒這幾位同學要直接叫我的名字。

漸漸的，同學不再叫我不喜歡外號，我的心也更為平靜、開朗。之後，與同學間的相處也漸入佳境。

除了請求媽媽與老師幫忙解決之外，我也會思索，自己應該怎麼做，才能得到同學的認同。

希望與同學維持更好關係

當時，我深怕曾被老師及幾位熱心同學提醒的同學，過一段時間後，又會想其他的方法來對我開玩笑，甚至惡作劇，因此下課鐘聲響起時，我選擇離開教室到校園逛逛，尋找為學校服務，希望有機會能為班上爭取獲得學校獎勵的機會，讓同學感受到我是熱心地整理校園環境。

有一次我經過訓導處後方的回收區，看到好幾個資源回收袋，裝了紙類等回收物。我真想讓這裡的紙類，累積得更多，好讓清潔人員載走，使得這些廢紙獲得再生的機會，而少砍一些樹。

於是我開始在班上的教室及班上的公共區域，撿拾資源垃圾，連教室內的垃圾筒也不放過，「當我看到垃圾筒內有廢紙，而且沒有被含油的食物渣沾到，要將它撿起轉丟到資源回收袋中，才能累積資源垃圾回收量。」

我將資源垃圾集中到班上的資源回收袋裡，裝滿了就拿到訓導處登記回收量，再拿到資源回收區丟棄，並拿著空的回收袋到教室繼續累積資源垃圾。後來，在一次整潔活動評比中，我們這一班獲獎了，同學看到了我為班上及學校的付出，有了成果，和我的互動就越來越融洽，隔閡也減少了。

從此我知道，主動釋出善意、爭取共同榮譽，都有助於在人際關係上的發展。

心情沉穩，與人溝通更順暢

在努力準備高中聯考與選志願後，我考上復興高中，學校位於新北投的半山腰上。

念高一時，由於每天通勤到復興高中，我需要搭超過兩個小時以上的公車，穿梭於內湖到新北投間。下了公車後，由中和街轉進復興四路上山，來到學校，展開一天的生活。

面對高中課程，我先以念好書為優先選擇，因此下課時間較少和同學互動，而是選擇到校園裡走走，或坐在自己的座位上，想想今日的這堂課上了什麼？而且為了早點做好功課，減少因睡眠不足影響隔天上課精神的風險，因此幾乎都是放學鐘聲一響，老師結束當天的課程後，我就直接走出校門下山，趕搭公車回家，和班上同學在放學後的互動時間也相對有限，使得人際關係進一步的發展受到了影響。

我覺得這是一段滿辛苦的路程，因當時捷運淡水線尚未通車，我只能選擇搭公車通勤，有時還要擠公車，感受擠得像沙丁魚罐頭般的滋味，因此我想要重考，選一所離家較近的高中念。

經歷了將近一年在復興高中的校園生活後，我參加視障生升高級中等學校甄選，臨考前，又將國中三年的教材複習一回，在盡力準備下，考出了讓我滿意的成績，選擇擁有美好景色的內湖高中就讀。因為是重考關係，我念了兩年的高一。

在高一時刻，每天上課踏進內湖高中的校門，有時我會看到林煇校長，站在川堂前的樓梯上，和同學們打招呼，讓我感受到校長熱情的精神。同時學校離家較近，所節省下來的通勤時間，一部分還可以用來專心和班上同學發展人際關係。

「除了忙課業，和同學的互動也是滿重要的。」在下課時間，我開始和班上的同學談話，內容以課業為主，尤其是美術、工藝、地理、基礎地球科學、公民，因為我喜歡將學習過程和同學分享。如遇同學對我開玩笑時，我能以較沉穩的脾氣來面對。

升高二分班時，我選擇念社會組，班上的同學多半和高一不同，而校長也換成葉文堂。面對新的班級，我和同學談話的內容仍以課業為主，例如，地理、美術、工藝、公民等，有時還會聊聊升大學想念的科系。如遇同學對我開玩笑時，我的脾氣仍不易發作，與同學互動的氣氛得以持續融洽，讓內心覺得快樂。如此的人際關係就持續到高三畢業。

我努力強化人際關係，並期勉自己心情穩定，面對同學對我開玩笑時，能沉穩地面對。同時，在面對任課老師、輔導室老師或學校行政人員交談互動時，我能從容不迫的說出所要表達的意思。

因為這種種努力，也使我的人際關係更加和諧。

志趣相投，因興趣引燃交談的熱情

在內湖高中三年的期間，除了與同學的互動良好，我和老師的互動也很頻繁，勤於提問尋求老師的解答，讓我獲取更多的知識、常識，一方面充實腦海內容，一方面為升大學準備。

我最常和美術、工藝老師對談，因為我要把繪畫、設計的想法提出來，和老師切磋，以便日後準備進入大學設計科系時，能有較豐富的作品集參加推薦甄選。

上課時，我盡力將課本或講義上的筆記書寫工整，以便複習時較為方便，並在課堂中視需要舉手發問，或被老師叫到回答問題時，能從容不迫、有自信地應答，說出答案以獲得老師提供的寶貴內容。我滿喜歡高一牛老師的公民課，因為課堂中老師會製造全班歡笑的內容，讓這堂課很充實。

下課後，我會找同學談話，聊大家談得來的話題，譬如：課業、休閒活動、社團等。我在高一時，所參與的社團為模型社，只要到了社團時間，我會高興地帶著自製的紙模型，和社團同學進行訊息交流，彼此切磋與討論。上體育課時，我會盡力和同學一起活動，感受團體運動的樂趣，

在高中期間，我覺得和老師與同學間能盡力的相互包容、傾聽對方的聲音，讓我們的互動更佳，而我也跨出了一大步，懂得找話題與人交流，依照自我興趣找到同好，且更有意願參加同儕活動，這些改變都讓我受益不淺。

由於在校和老師與同學的良性互動，使我的人際關係持續進步。

大學景觀系的人際關係

「經過推薦甄選的種種考驗，我順利考上文化大學景觀系。」

「開學了，我要認識班上同學。」景觀系的同學，除了大台北地區，還有來自桃竹苗、中部、南部、東部等縣市。我對自己說：「哇！又要面對全新的人際關係，要努力耕耘喔！」

景觀系的課程除了必修課，還有選修課，有的課我會遇上其他科系來修課的同學，而班上也有幾位是念專科插大入學的同學，因此他們修的部分課程和我有所不同，於是我在班上，就以設計、課業為擅長的談話主題和同學交談。

有時我和同學聊得順暢，自然地就會找同學交談，但我有時會忽略事先觀察這個時機適不適合交談，例如，雖然我看到同學在教室製圖，但我不管他方不方便談話，沒有先問他「現在方便談話嗎？」就直接和他交談，因此談話氣氛就不熱絡了，我覺得這是尷尬的場面，要繼續調整說話時機。

「念高中時的下課時間，有較多同學放下課本，相互聊天，因此我和同學談話氣氛熱絡；但大學景觀系的下課時間，有的同學仍在做作業，但我未留意談話時機，就直接開口和同學交談，因此談話的氣氛就不熱絡。」看來我察言觀色的能力還是有不足的地方，要繼續加油啦！

雖然我會主動開闢話題與同學聊，但卻發生過無法融入班上同學談論其他話題的窘境。因此下課時間，我有時會到教授辦公室談話，或是直接到校園逛逛，到資源教室與服務人員談話，希望藉由老師或服務人員耐心聆聽我的看法或想法，來開拓更多領域的談話主題。

念大四時，我努力準備研究所考試，順利考取。暑假期間學校將大典館六樓裝修，設置了研究所學生的研究室。開學後我和所內的同學，共十五人，就常在這裡談論研究所的課業，或聊聊天。我也藉由這個機會，持續耕耘與同學間的人際關係。

因為眼睛弱視，擔心若熬夜做作業，隔天要上課將造成睡眠不足，對我的眼力將會是一種負擔，因此念大學與研究所碩士班期間，為了提早完成作業免於熬夜，我沒有參加校園內的社團活動。面對團體作業時，我也常傷腦筋，怕熬夜做作業，不知要和同學研商如何分配作業？在溝通與互動有不夠努力的情形下，我沒有好好參與團體作業，因此這門課第一學期的部分被當，隔年重修努力耕耘才順利通過。

「原來我在人際關係的互動品質，會影響到團體作業的參與表現。」因此我還要努力地經營人際關係，期望能和景觀系的同學，有更好的互動氣氛。

二、在輔導室、資源教室時

我念國、高中時，輔導室扮演了很重要的角色，在各個方面提供我協助。

在學校，當我遇上了人際關係的挫折時，內心多少會覺得沮喪。幸好有熱情又有耐心的輔導老師駐守在那裡，隨時樂意傾聽我的心聲，協助我解決問題，使我的中學生涯開展順利。學校裡的輔導室成為我念國中與高中期間，與班上同學互動、人際關係發展、課業與升學準備，以及說話技巧持續進步的地方，可以說，我之所以在後來的求學路上與生活中有游刃有餘的感覺，他們的功勞不可少。

若是沒有輔導老師的勉勵以及幫助，難以想像現在的我會是什麼樣的。因此，我以自身經驗感受，覺得在校學生，如遇上生活或課業等有輔導需求時，可善加運用輔導室的資源。

安撫情緒，為我打氣

念懷生國中二年級時，我在下課時間會到校本部逛逛，看到一樓走廊旁掛了「輔導室」

的牌子，覺得這裡是可以和輔導老師相談的地方。

「心情不好時，不用再直奔老師辦公室。」當我在班上和同學互動間，如發生暫時無法讓自己平靜的事件，例如：被同學取了我不喜歡的外號，並用此外號喊我等。不知如何解決的我，會利用下課時間到輔導室，和一位男輔導老師聊一聊，藉此舒緩內心中的壓力，希望回到班上後，內心可以平靜地迎接下一堂課。

有時我和輔導老師聊起與同學間，人際互動的問題，例如，我被班上幾位同學取了不喜歡的外號時，不知不覺中，眼淚就會奪眶而出。這時，輔導老師會持續安撫我，並告訴我說：「老師會找班導盡力勸導這幾位同學，不要再用我不喜歡的外號叫我，要直接叫我的名字。」

聽到輔導老師這麼說，我漸漸地不落淚，並且笑出來了，心裡的陰霾一掃而空。我真切的體會到輔導老師對我的關心、用心，努力幫助我耕耘我和班上與同學的互動，使我能夠保持正面的態度，持續良性的發展。

話題拓廣，強化溝通能力

當我和這位男輔導老師談天，探討我與班上同學的人際關係發展時，我嘗試讓眼睛專注地望著他的眼神，盡可能維持久一點。此刻老師會以耐心來聆聽，並提供我一些方法來參考。而學校的輔導主任是女的，她也會努力尋求空檔時間，和我交談一會。

我覺得在下課時間，常來到輔導室和老師聊天，除了繼續強化我的說話技巧，對日後和班上同學的交談，也有加分的效果。

念高中了，在復興高中的一年校園生活中，因忙於學業與上下課的通勤時間，使得我不常到輔導室，較少機會與輔導老師談話，討論和班上同學互動的良方，因此我覺得這一年的人際關係發展，似乎變緩慢了，盼望能有機會重考，選讀離家較近的學校，善用輔導室資源，持續發展人際關係。好在隔年透過視障甄選，選讀內湖高中，輔導室又成為我常去的地方。

在內湖高中的輔導室，我和輔導老師所討論的主題，除了人際關係外，主要以準備大學升學為主，至於和班上同學間的互動，與懷生國中及復興高中時期相比，有了進步且較能圓融相處，因此討論人際關係主題時，心情也較為輕鬆。

當時和我討論的彭老師是位女老師，她熱心關心我的課業發展，還會傾聽我的興趣，譬如：製作紙模型、畫圖、觀察高架橋、公車、植物等課題，只要她不是太忙，多半暫時放下工作和我閒談一會兒，有時還會欣賞我的創作成品，讓我感受到，藉由和輔導老師的交談互動，我在說話內容與流暢度都在持續地進步。

提供資訊，釐清思緒，確認未來的方向

輔導室提供我升大學，選讀科系的相關資訊。

我從高一開始，會在下課時間到輔導室翻閱資料，包括部分大學簡介摺頁、考大學聯考或推薦甄選的簡章。高一時，我最想念的科系是建築系，因為可以把我從小時候到高中，喜愛觀察房子、畫房子、以樂高積木蓋房子、做房屋紙模型的嗜好，轉變為設計要蓋實質的房子目標邁進。因此，在輔導室翻閱資料時，只要發現有建築系，我就會抄筆記將其記錄。當時我最想參加推甄的大學科系，是淡江大學建築系，因為這所學校的建築系，離我家較近可天天通勤，使得我可以經常陪伴家人談話、互動，也不用擔心獨自外宿，若發生新的人際關係問題時，會影響到我的學業發展。

為了解建築系是要上哪些課程，我常到輔導室、校內與校外圖書館，翻閱介紹大學的相關書籍文獻，只要有提到建築系的內容，我就會仔細的瀏覽。在了解過程中，我發現建築系的上課內容，與我也有想念的景觀、室內設計領域有所差異。我也考量到眼睛是否能接受考驗，畢竟建築系必須繪製許多建築結構圖，以及做建築施工時的相關數理運算，對我的眼力可能是一大挑戰。

經過一番考慮之後，我決定選讀建築系以外的其他設計相關科系，可以有較多的機會接觸到綠色植物，作為我升大學的目標，於是繼續在輔導室找尋與設計相關的大學系所資料，

發現輔仁大學景觀設計系、東海大學景觀系、文化大學景觀系、中華大學景觀建築系等。

我透過上網等方式查閱大學地址，進行與家距離的評估，並確認部分大學推甄的科系，可同時提供社會組與自然組的學生報考。經過多方面的評估，我最後決定以推薦甄試報考文化大學景觀系，為努力的目標。因為文化大學比輔仁大學，離家更近，而且社會組學生可推甄此系。加上我喜歡念地理，且視力較差，若是念「自然組」的物理與化學科，可能要面對到與我興趣不相符的授課內容，甚至做實驗，對我的眼力來說較為吃力，因此高二時選讀「社會組」，一直念到高三畢業。

「希望高三時，能如願推甄文化大學景觀系。」要是推甄沒考上，或因條件異動而無法報考時，只好努力準備大學聯考社會組考試，並在選填志願時，因為無法選填屬於自然組的文化大學景觀系，我打算選填屬於社會組的輔仁大學景觀設計系。好在念高三時，社會組學生仍可推甄文化大學景觀系，因此我要努力地準備，能被學校推薦，且能考上甄選為目標。

我覺得在輔導室，和輔導老師交談互動，可了解自己的興趣、志向與身心情況，選讀適合的大學科系。

分享喜怒哀樂，我在輔導室的感受

高中時期，輔導室除了是我在人際關係上受挫時，最好的交流管道，也成為我蒐集升學資訊，提早立好升學目標的園地。在內湖高中的三年校園生活中，除了班上授課老師、輔導老師會關心我外，台北市政府教育局的人員有時也會到學校，關心身心障礙人士在校園的求學與生活，讓我感受到學校辦學的用心。

大約在一九九八年三月下旬快到月底時，我收到推薦甄選總成績單，順利考上文化大學景觀系，趕緊到輔導室向彭老師回報錄取消息，她為我感到十分高興。

我覺得這三年來在內湖高中的校園生活，彭老師以耐心與細心來關心我，傾聽我的想法，讓我獲得說話的機會，而我藉由這個機會，讓自己說話更有信心，並漸漸培養起上台報告或演說的實力。

那時我期望，在日後大學的課業中，如遇到要上台報告，面對指導教授提出意見時，一定要更有自信地回答，這是我下一個努力的目標。

看到「資源教室」的牌子

到了大學一年級時，有次我路過大義館一樓，發現「資源教室」的牌子，外面的牆上貼著海報，公開著一些活動的資訊。我看了看，發現那內容好像與身心障礙者有關，因此進入資源教室內了解。

我向在場的服務人員說明，自己是一位視障生，想多了解一些訊息，這時服務人員跟我說：「你可以來這裡使用相關資源或設備，或是看看在課業或生活方面，有沒有我們可以為你服務的地方。」由於我當時仍害怕同學知道我小時候是一位肯納自閉症者，而影響到人際互動，因此未直接說出這個名詞。

但也因為感受到他的善意，我開始在下課時間，常會去資源教室，感受學校用心提供身心障礙生，一處活動與交談的園地。「看來我可以和服務人員、身心障礙生聊天囉！」

資源教室，資源多多

我發現學校資源教室提供設備，讓身心障礙生使用，例如電腦和相關輔具，其中有些輔具是我以前未曾接觸過的。

我看到之後，也想多了解輔具的資訊，於是詢問在場的服務人員：「請問這些輔具的用途是？」服務人員回答：「包括擴視機、盲用電腦等，是提供視障者使用的。」

之後，我看到聽障生與服務人員在「交談」，但他們並沒有開口說話，而是以手勢擺動來進行溝通，便能夠彼此瞭解，像是「談」得很開心的樣子。好奇之下，我詢問服務人員：「這是什麼溝通方式？」服務人員說：「手語，這就是我們和聽障生間的溝通方式之一。」

某一天我到資源教室時，恰好聽到一台機器正在運作，發出了「扣扣」聲響，那似乎是在紙張上打洞的聲音。於是我詢問服務人員：「這台機器是在製作什麼？為什麼會發出較大的叩叩聲，紙張還會向前移動？」服務人員說：「這是點字印表機，印過的白紙上會有不同程度的凸點，紙張也比一般影印紙來得厚些，以方便視障或全盲生使用閱讀點字資料。」

這讓我見識到，學校有好幾位視障生，甚至是全盲者，他們都無視自身的不足，努力地準備學校的課業，而資源教室也盡力幫助他們跟上進度，完成學習，甚至申請獎助學金。因此資源教室的服務人員，也不忘告訴我關於身心障礙者申請獎助學金的資訊。

「我要好好地努力耕耘課業喔！希望有個好成績，才有機會申請獎學金喔！」於是我在大學期間，用心地耕耘課業，終於如願的可以申請獎學金，我好開心，努力終於有了收穫的結果。而資源教室的服務人員，拿著申請獎學金表格，讓我填表後，交由學校辦理，使我覺得他們的服務真貼心。

我到資源教室後，體會到其他身心障礙者在求學時的辛苦，以及他們所付出的努力，雖然這裡以視聽障學生為多，但資源教室也替有其他身心障礙類別的學生服務。我就遇過拄著拐杖的肢障生進入資源教室，請求相關協助，服務人員也熱誠地迎接他。

在這個園地中，我觀察到視障、聽障等身心障礙生的求學、生活方式、人際關係間的互動，以及相關輔具的使用情形，也深刻認識到資源教室的服務人員，包括輔導人員、工讀生、義工，是我們的好朋友、好伙伴、好幫手，在就學期間，能夠為我們提供許多的幫助，使我們的大學或研究所生活更順暢如意。

惺惺相惜的社交場合，找到認同感

在資源教室裡，還有另一件讓我感到愉悅的事，就是可和資源教室的輔導人員、工讀生、義工、身心障礙者交談，分享彼此求學或生活等的心得。「我們都常聊得不亦樂乎喔！」

我們談話的內容範圍還滿廣泛的，例如我與工讀生、義工討論就讀科系與課業、在學校的生活、假日作息安排、陪伴身心障礙生的經驗等話題。有時，在中午時段，我會買便當到資源教室，與伙伴們一同享用午餐，順便談起用餐等話題。

當我與這些伙伴交談時，常因為他們就讀不同的科系，而談到不同領域的話題，有更多交談收穫。除此之外，我也試著從交談中，體會其他身心障礙同學的生活、所面臨的困難以及他們的興趣與夢想。

還記得，我在資源教室參加過很多次活動，和服務人員與其他身心障礙生有過很多愉快的回憶。

由於我的生日恰好落在第二學期，在一次參與資源教室的慶生會時，和其他壽星唱起生日快樂歌，接受在場伙伴的祝福，並品味資源教室伙伴分切好的生日蛋糕，那時的點點滴滴直到現在都還忘不了。

而能夠一路順利的求學，並結交各方好友，也讓我為自己的誕生感到無比喜悅。

資源教室帶給我的啟發

我在大學與研究所超過六年的求學日子中，除了與景觀系師生，在課業或生活的交談互動外，另一處時常可和伙伴交談互動的園地，就是資源教室，這是我在文化大學求學時的另一個重心。

在幾年的日子中，我看著資源教室工讀生、義工、身心障礙生轉換，有人畢業，亦有新伙伴的加入，因此看到好幾位分屬不同屆，在校就讀同學的面孔。與他們交談，除了讓我的溝通技巧、談話內容有持續的進步之外，也啟發了我的一些想法。

我開始在想，我是多麼幸運能擁有這些伙伴的陪伴，除了聆聽他們的聲音，互相交談之外，也讓我思考要繼續紮根人際關係，強化察言觀色的能力，好讓我的在學生活得以持續充實。

三、尋找更多與人交流的機會

除了和班上同學、家人、親戚朋友、輔導室老師或資源教室伙伴等人交談外，我也想要和更多人交談。因為藉由交談，可以讓我強化溝通與互動技巧，持續發展人際關係。

志同道合，興趣相談

二〇〇〇年暑假，我到位於台北市金華街，一間7-11門市旁地下室的星語小站和幾位朋友談話。

當我拿出剛在樓上7-11消費購物的發票，這時吸引了一位伙伴的注意。他帶著笑臉到我面前，和我高興地聊起7-ELEVEN。他說：「我是小明，喜歡逛7-11，爸爸有時會利用假日，開車帶我到台北縣（新北市）、基隆、桃竹苗、宜蘭等地看風景，順便到當地幾家7-11消費，蒐集當日印有非台北市代表店的外縣市發票。」

我也喜歡逛7-11，於是我們有共同的興趣。

小明有觀察7-11門市的習慣，尤其會向我提到X年X月X日去過了哪間7-11，記憶之強，毫不含糊，因此當我們見面時，7-11是我們彼此雙方的共通話題。為了能和這位伙伴聊到更多關於7-11的門市資訊，我開始觀察大台北地區以外，屬於其他縣市的7-11門市分布情形。「真想要藉由7-11門市的分布，認識台灣更多縣市的聚落生活圈環境喔！」

有一次，小明拿出一本大本的地圖書，翻開內頁，對我說：「這本地圖書標示了7-11門市的位置，而且，地圖繪製得滿詳細的，我到外地旅遊，若發現有新開的7-11門市，還會將它標示到隨身攜帶的地圖本上，作為紀錄。」

透過地圖，掌握全台灣街道分布

我向小明借這本地圖書閱讀，看見帶著橘帶與照片的封面上，寫著「桃竹苗生活圈」字樣。我翻開內頁後，發現這本書將桃園、新竹、苗栗等部分鄉鎮市區街道畫得相當詳細。為了知道是那一家出版社編製出版，於是我翻到書底，發現是「戶外生活圖書股份有限公司」所出版，真佩服這家出版社，對於地圖書的製作是如此的用心。

後來有一次，他帶了另一本地圖書給我看，封面上寫著「大台北生活圈」等字樣，是帶著紅帶與照片的封面，看起來與上次那本是同一系列。好奇的我向小明詢問：「這套地圖書總共有幾本？」他說：「六本。」這時我也想要擁有這六本書，於是到書店陸續購買，這時我就可以隨時閱覽台、澎、金、馬的地圖空間分布情形。

後來，在二〇〇五到二〇〇六年間，我又購買了同一家出版社，內容資訊更為豐富的新版台灣全覽地圖百科書，並大約在二〇〇七年起，搭配使用7-11官方網站的門市查詢電子地圖系統，並對照這六本地圖書的街道圖，掌握門市分布情形，並盡力記憶在腦海中。

當我到台灣任何一個縣市活動時，只要當地有7-11門市，我會就近入店逛逛或消費。除了留意店門上的門市名稱、店內空間之外，我也會觀察當地環境景貌，看看那些門市周邊有什麼，附近的生活形態與商業環境如何？

這是專屬於我，另外一種認識台灣的方法——透過閱讀紙本地圖、電子地圖、走訪7-11門市現場、上網瀏覽及運用腦海記憶等方式，我觀察全台灣不同縣市的7-11門市分布及周邊環境，並思考那些尚未有7-11的聚落區將可如何開店，透過觀察7-11門市據點分布及閱讀地圖等習慣，我逐漸熟悉台灣更多區域的環境。

兩人一同搭火車，到當地逛逛

我和小明在二〇〇二至二〇〇三年間，利用假日搭乘火車到鶯歌、桃園、宜蘭等地方進行一日遊，欣賞當地的人文環境，順便到7-11門市逛逛、購物。

在火車上，我和小明除了聊7-11，也聊起了台灣的職棒比賽，在交談的過程中，讓我印象深刻的地方，就是他可以將部分職棒比賽的結果，哪一隊贏、比數如何？記得一清二處，讓我真佩服他的記憶力。

回想我念國中開始，會欣賞台灣的職棒比賽，了解比賽過程、結果、球員、球場、棒球規則等資訊，因此我和小明聊職棒運動時，還聊得滿愉快的。下火車後，我們在當地的街上逛逛，欣賞街景，品味美食，順便到7-11門市消費購物拿發票。

通常結束一天行程搭車返家時，我們會在車上，開心地聊起今日的逛街成果，這時小明拿出7-11發票，和我分享購物心得，例如，我們今天去了X間7-11，買了那些東西。「和小明一起走的這幾趟踩街行程，讓我覺得充實愉快。」

我和小明聊的話題，就以7-11、職棒、相撲和日本演歌為主，也因為和小明聊相撲，讓我對相撲更加了解，並因此看了NHK電視台轉播的相撲比賽。

後來金華街的星語小站結束營業，但我和小明的交談互動，仍然持續。在二〇〇七年的某一天，我和小明到仙跡岩步道健行，一面步行欣賞風景，一面交談聊了7-11和職棒等話題。「原來我們是哥倆好耶！除了見面交談外，我們也會用電話來相互問候、談話。」

走訪肯納自閉症基金會

我在二〇〇八至二〇一〇年，有時會走訪台灣肯納自閉症基金會，從庫倫街到重慶北路三段，再到南京東路四段的服務處所，見過好幾位在不同期程服務的老師、行政人員。

有時，我會遇到帶著肯納兒來上課的家長。只要他們有空，我就會與他們談話，分享生活訊息與個人成長學習經驗，以及給家長與肯納兒勉勵等話題。在這些家長回應我的談話中，我可以感受到，每一個家長帶著肯納兒成長，有多元且屬於他們家庭獨特的教育方式。看到他們那麼用心，也使我興起想與他們交流更多話題的想法，例如，分享爸媽也曾經這樣為我奔波忙碌過的經驗。

在休息或較不忙碌的時刻中，我會和基金會的老師或行政人員聊起與生活相關的話題，例如中餐在哪裡買、興趣嗜好、假日休閒活動等。

遇到肯納成年人時，我也會向他們打個招呼，並視需要進行問候性，或雙方聊得開的談話。

我覺得，這幾年來，藉由造訪肯納自閉症基金會，在與老師的對話中，我一邊調整說話技巧、速度、有無專注對方眼神、拿捏談話主題，可以感覺到談話技巧不斷的進步，一邊還可從老師或行政人員的說話中，獲取關於肯納自閉症與日常生活上的相關資訊，受益不淺。

應邀演講，分享自身經驗

除了與家人、親戚、朋友的交談，分享與吸收生活相關的經驗之外，我也會視場合，與人談話分享。

之前，應相關單位之邀，我與詹治療師在研習會等活動中上台演講，最大規模的場次是二〇〇九年八月，由瑞復益智中心在台南成功大學協辦的研習會。「加油！我希望這場演講可以有好表現喔！」一面對現場約兩百二十位觀眾，我在演講與聆聽台下觀眾發問時，盡力地秉持著不緊張，有自信的態度，就我人生成長經驗與對社會環境的相關看法來與人分享，並回答觀眾的提問。

上台演講，也是一種人際關係的互動方式。

我回想自己擅於演說的技能，在於求學期間不斷的學習、調整，所累積的說話經驗。例如，大學與研究所期間，因景觀設計等部分作業需要上台報告，我將設計內容口述報告給評審老師聽，還要接受評審老師的提問，為了提高獲得好成績的機會，我除了在設計版面用心著手製作外，也不斷地勤練口述報告技巧，而逐漸培養了演說的技能。

與肯納伙伴相談

除了參與演講活動外，我從報章新聞中得知，在台北市林口街上的大家好牛肉麵店。吳老闆用心經營這家店，而他的肯納兒子抱樸則用心的替客人服務，看到他們努力的表現，我好想到這家店享用美食喔！為了親自替抱樸加油打氣，因此在二〇〇八年時，我特地到這家店享用美食，讓「抱樸」為我服務。

只要吳老闆或抱樸等店內服務人員較不忙時，我會和他們談話，聊聊抱樸的興趣，這時他展示了作品冊供我欣賞。「哇！裡面有好幾幅他親手繪製的漫畫等繪圖作品。」於是我們聊了關於繪畫的點滴，看來雙方對繪畫都充滿了興趣。

「感受抱樸與店內伙伴親切的服務，我來一趟還不夠。」於是這家店我去了幾回，每當看到抱樸在工作與客人互動等表現都在持續進步中，我就覺得很開心。「到這家店，不只享用美食，還可與抱樸互相勉勵，彼此加油打氣。」

對比於曾經不能開口說話，不願用眼看人的過往，現在的我會專注自己的表情、喜愛的穿著打扮、髮型等外貌，勇敢又樂於敞開心胸，盡力用眼直視對方的眼神，與人交往互動，順便觀看對方的表情、髮型、穿著打扮等外貌。「因為人是生活環境中不可缺少的元素。人的外貌也可以打理得如同環境景觀空間，擁有其美感。」

擴大交友圈，靠不斷精進的談話技巧

我自從碩士班畢業之後，生活中少了老師與同學，如果不積極拓展機會，社交圈會在不知不覺中縮小，為了避免這種情況發生，我仍與人接觸、相談。

例如，當景觀系系友會舉辦聚餐等活動時，我會藉由參加時，和不同屆畢業的景觀系系友聊天，談談彼此現在生活、工作的情形，或是興趣、時事等話題。除了和系友交談外，我曾在系友會聚餐時，看見郭瓊瑩系主任到場和系友問候相談，她也會和我問候相談，關心我的現況。「因為我在念大學與研究所時，就曾上過她的課，覺得她授課用心，我也要努力喔！希望除了能拿到好成績外，也讓她對我留下好的印象。」

而我寫對7-ELEVEN的建議及碩士論文時，和7-ELEVEN的幾位伙伴交流互動，畢業後仍繼續維持。同時我為了觀察首都客運的營運服務、布置耶誕彩妝公車、研究公車內前門旁平面後視鏡多元用途、對首都客運的建議等需求，因此我也和首都客運的幾位伙伴交流互動。「我覺得若要把自己的看法、想法分享給他人時，良好的人際關係也是需要的。」

藉由與人交流互動、談話分享等機會，讓我畢業後的社交圈，沒有縮小的風險，得以持續地發展，生活也持續過得豐富、充實。

第四部

做事情，求學問

一、吸收知識，常識不停滯

在學期間，除了課堂所學的知識與常識外，課堂外也可以吸收知識與常識。因此從念幼稚園到大學研究所碩士班期間，我的頭腦隨時都在求知。

離開學校之後，覺得另一個重大的影響就是在吸收知識與常識方面，如果稍不注意，就有潛在退步的風險。

畢竟，少了繳交學校報告與參加學校考試的壓力，可能帶給我鬆懈的機會。幸好我對許多事物的觀察興趣仍然不減，並有「隨時隨地觀察」這個好習慣，用努力擊敗鬆懈。因此，對我來說，生活中無時無刻都在求知。

我除了讓自己的腦海擁有好的記憶力，求取知識與常識外，並隨時腦力激盪，思考事情，將記憶力與理解力相互結合。

培養閱讀習慣

念國小時，我除了閱讀《國語日報》，留意報紙裡的學生投稿畫作、文章等內容外，也開始閱讀《小牛頓雜誌》。「書中自有顏如玉、黃金屋。」看來閱讀可以發現報章、書本中的內容，這些內容是我讓大腦吸收知識與常識的方法。

除了閱讀《小牛頓雜誌》，我也要閱讀更多領域的書，因此爸媽為我買了一套《中華兒童百科全書》。當我翻閱這套叢書時，覺得書中內容廣泛，還發現好多國家的國旗、地形圖、國家介紹等資訊。「太好了！可以繼續吸收知識與常識喔！」

雖然念國三搬家時，因新家書櫃空間不夠，而且還有其他的書要留，只好將家裡累積達數十本的《小牛頓雜誌》全都割愛了，而且沒有再買新的《小牛頓雜誌》，但這個動作並未澆熄我閱讀的熱情。

「沒有《小牛頓雜誌》，那還有其他的書可以閱讀喔！」念高中時，我購買閱讀《牛頓雜誌》，發現內容有介紹宇宙、地球、生物、人物、城市等資訊，讓我感受到宇宙之浩瀚，有銀河系、太陽系、其他星系等系體或星體。地球環境之多端，有大氣、地形、生物、人文活動等資訊。

念大三時，我開始購買閱讀《7-Watch》期刊，了解關於旅遊、美食、泡溫泉等訊息。每一期都有其介紹的主題，例如鐵道旅行、單車旅行、賞花、住民宿等，或是介紹台灣不同區域的特色，例如，離島、花東、台南、中彰、桃竹、大台北等。我將這些《7-Watch》期刊排放在書櫃裡，隨著購買新的期刊，所累積的數量還滿多的，有時，還可順手閱讀不同期的期刊。

當我閱讀《7-Watch》期刊，了解更多關於旅遊的資訊。同時我也將閱讀所獲得的知識與常識，記憶到腦海中，如此一來，我漸漸了解台灣每一個地方，都擁有不同的自然或人文景色，也擁有不同的旅遊方式。

除了閱讀新出版的書外，有時我也會購買出版許久的書來閱讀，例如，在二〇一〇年台北國際書展中，我到攤位買了六本《小牛頓雜誌》，重拾閱讀此雜誌的經驗。

此外，我也會閱讀文學書，以勵志性質的書籍為主。像乙武洋匡的《五體不滿足》完全版、力克・胡哲的《人生不設限》，深深感受到作者雖然身體不完美，沒手沒腳；或是天寶・葛蘭汀的《星星的孩子》、史蒂芬・蕭爾的《破牆而出》，作者曾是肯納症者，但可以透過文字的敘述，讓我在閱讀時感受作者努力打拚的過程及經驗。

有時，我會拿這些書反覆地閱讀，以瞭解這些書的精華之處。因此，閱讀成為我的興趣，不論是報章、書籍等資料，不論在家、圖書館或書店等地方，只要看到我想閱讀的報章、書籍等資料，不論何時出版、發行，就會拿取閱讀，讓腦袋持續吸收知識與常識。

破窗記讓我調整觀察的方式

從書本中獲得知識與常識後，有些事物我也想親身體驗，就以對於玻璃的觀察為例，大約在念幼稚園就開始了，我在書本中發現關於玻璃、鏡子的內容，閱讀起來覺得滿有心得的，想要親身觀察。於是我開始實地觀察，但當時總是不習慣直接面對玻璃，因為我不要看到從玻璃反射出的自己影像。

因此我觀察玻璃時，經常都是站在側面看，看到玻璃反射著天空、建築物等影像，好有趣喔！後來也是用側面看的姿勢，在國小一年級開始，觀察學校廁所外，洗手台上的鏡子，同樣看到鏡子，反射出學校的另一端景色。

直到念國小三年級時，我開始會以正面的姿勢來觀察玻璃、鏡子。而且我發現教室後門旁外牆，榮譽榜上的有片會反射影像的透明板子，用手去壓，還會有彎曲的現象，於是我開始頑皮地，用手去壓會反射物體影像的板子。後來透過文獻資料閱讀，才得知那是「壓克力」板，有透明的也有上色的型式。

大約在念國小五年級時，我為了觀察玻璃與壓克力板反射影像的彎曲韌性，於是站在走廊，將教室的三格子窗戶其中一片，會反射影像側的毛玻璃，當成壓克力板用手掌壓，漸漸地越壓越用力，玻璃反射影像出現了彎曲的現象，真有趣。

沒想到玻璃承受不了我的手掌壓力，「砰」一聲地瞬間破裂，我的右手掌手腕處受傷流血，在旁的幾位同學趕緊帶我到保健室，找護士包紮止血。

哇！原來我觀察會反射影像的材料，還因不小心弄破造成自己的皮肉傷，過了約一周時間才逐漸痊癒，真是一件餘悸猶存的經驗。而當時帶我到保健室的那幾位同學，讓我深深地感受到，班上同學對我的關心。

有了這次校園破窗記，我對於會反射影像的材料，觀察的更加細膩，逐漸會區分材質，例如，玻璃、壓克力、鏡面不鏽鋼、拋光石板等，觀看未加框的原始厚度，且不再任意用手猛力壓、敲打，希望不要再弄破玻璃啦！

透過電視、網際網路、廣播獲得資訊

念幼稚園到國小時，我喜愛看的電視節目為卡通、新聞報導等節目，吸收資訊。在一九八四年洛杉磯奧運會期間，我也開始看體育報導，以田徑賽為主，到了一九八八年首爾（當時稱漢城）奧運會，我看體育報導或轉播項目更多，除了田徑，也開始看排球、體操、籃球、游泳等賽事。

念高中時，我常看的電視節目，以體育為主。例如，棒球、籃球等。尤其是中華職棒，我看到不同場次的比賽，隨時都有精采的畫面，包括進攻或守備的球隊都有，例如，跑者上壘或盜壘滑壘瞬間、外野手退到全壘打牆前努力跳接快要形成安打或全壘打的高飛球、投手投球、捕手接球及打者擊球等姿勢，覺得看電視轉播可以欣賞到比賽成績、美技、球場空間、看台上觀眾加油等現場畫面，讓腦袋吸收關於職棒運動的資訊。

除了看體育比賽外，我較常看的電視節目還有新聞、地理頻道等。喜愛觀看介紹關於自然、人文風景、美食的報導，從報導的過程中，我可以吸收電視節目裡的知識與常識，運用到日常生活中。

由於我的雙眼弱視，為了愛惜自己的靈魂之窗，同時還要將眼力運用於打電腦資料，因此我盯著螢幕的時間，在念高中時，出現看電腦比起看電視還要來得多的現象。

大約在念高二時，家裡的電腦安裝網際網路，從此我可以方便地瀏覽想要看的網站或網頁。

從念高中、大學、研究所碩士班到畢業後，我較常上的網站或網頁，與景觀建築相關的比重較高。念大學的時候，我也開始瀏覽新聞、生活、超商通路等相關網站或網頁，研究所碩士班畢業後，我瀏覽的網站或網頁更加多元，除了景觀、新聞、生活、超商通路等網站或網頁外，我也會逛購物網站，並常透過搜尋引擎輸入字串，查閱我想要瀏覽的資料。

「上網，真得好方便喔！」運用網際網路的瀏覽資源，讓我對生活知識、常識的累積更加快速。

除了看電視、上網外，還有一處資訊獲得的來源，就是只需用耳朵聆聽，就可獲取的平台——廣播。我自念國小時，就喜歡聽警廣，因為警廣除了播放音樂、歌曲、新聞或談論議題外，還有報「路況」。

「因為我聽路況，可以多記幾條路。聽了路名後，若有記起來，會再透過查閱地圖等方式來記文字名稱。」於是我除了在自家車上聽警廣外，在家裡，有時也會打開收音機，收聽警廣，吸收廣播節目的知識與常識，順便透過聽「路況」來記路。

我聽廣播，除了警廣，還會聽其他頻道，例如念高中時，我會聽剛成立的台北愛樂電台，節目中播放著演奏音樂，讓我感受著聲音的節奏感，不論是透過鋼琴、小提琴等樂器，都可以交織出不同的演奏聲音。

逛展覽會，隨時接受新知

參觀展覽會，不同於在一般街上的逛街方式。展館內，每年都有相當多類別的展覽在不同的時段舉辦，有的在世貿一館，有的在世貿三館，有的在展演二館，甚至是二〇〇八年開始辦展的南港展覽館等地方舉行。當我進入這幾處展覽館欣賞時，發現世貿一館與南港展覽館等展館的展覽方向，因展覽屬性而有所差異。

在世貿中心所舉辦的展覽，只要與生活相關的內容，我都會找時間去欣賞，例如自高一開始，參觀最多年的建材、家具、家飾展，及陸續於高中到大學、研究所就學時期，開始參觀的電腦、汽車、美食、台北國際書展等展覽會。

畢業後，我也參觀了旅展、照明、烘焙暨設備、優質連鎖店暨創業加盟、音響、發明、新一代設計等展覽，在參觀的時候，我除了看產品，也會看展場氣氛，攤位布置等環境，持續了解食、衣、住、行、育、樂所需的相關產品發展訊息，繼而累積腦海中的知識與常識。

我最常參觀的展覽主要在世貿一館及世貿三館，位於台北一〇一購物中心旁，看展覽之餘，還可到一〇一購物中心逛逛。

我覺得參觀展覽會可以獲得較新、較快的資訊，而廠商的攤位布置都有其特色，一目了然，且現場工作人員也訓練有素，將訊息提供參觀者了解，得到的資訊較為集中。

除了看世貿的展覽外，我也會到北美館欣賞美展，從念高中到研究所碩士班畢業後，我看過的美展包括油畫、版畫、素描、還有立體物的創作等，覺得創作是靠每個人的智慧產生的，只要生命存在，隨時可以創作、規劃、研究或執行事物。「要好好珍惜彼此的生命，讓人的一生活得更有意義，進步的社會是需要透過每個人的智慧來累積。」

不同的逛街環境，帶來不同的啟發

除了逛展覽會，逛街，也是我獲取產品、消費等資訊的方法。

例如我走訪婆婆媽媽愛去的傳統市場，可看到店家或攤位擺設新鮮的蔬菜水果等食材，有的店家或攤位會以清楚的聲音叫賣，希望吸引顧客採買。這裡除了賣生鮮食物，也有賣衣服、日用品的店家或攤位。

我除了欣賞店家或攤位所擺設的商品外，也會觀察傳統市場內或周邊的整體環境，例如：西湖市場，一處與捷運站共構的建築物，可享受交通的便捷性。市場一樓賣生鮮食材，二樓賣小吃等產品，我覺得這裡的室內環境還不錯，希望政府、店家、民眾一起努力，持續營造出更多處乾淨、清潔、衛生的傳統市場。

「逛街囉！」當我獨自或陪伴家人、朋友到百貨公司、大賣場、購物中心等地方時，見到的是動輒一百坪以上的逛街空間，有的甚至大於一千坪以上。我在這裡發現相當多類別的商品，除了欣賞了解，如有需要會加以採買。而店內也善用各種宣傳，如張貼海報，其上頭標示折扣或滿額贈品等訊息，並舉辦檔期促銷活動，不論是在百貨公司的周年慶、年中慶，或大賣場的農曆春節、端午節、中元節、中秋節、周年慶等檔期，都有各種不同的促銷活動與主打商品，我從中感受經營者的用心，每個品牌賣場都有其經營特色，以滿足顧客所需，期望能擁有好的營運表現。

除了逛位於一整棟建築物內的賣場空間外，當我或與家人、朋友到街廓區逛街時，發現不論是地下街、路邊商店區、風景區商店街、夜市等，只要是不同的街廓空間，逛起來都有不同的感受。

「台灣夜市，世界知名」。我較常逛士林、華西街、寧夏、饒河街等，這裡不但可以品味多元的美食料理，還可看到其他類別的商品或趣味遊戲，如套圈圈等，好吃又好玩。部分夜市的攤商會營業到滿晚的，我曾經逛百貨公司到打烊後，又轉戰夜市，繼續享受逛街之樂。

至於位在風景區或觀光區的商店或街區，例如九份、金瓜石、三峽、北埔、鶯歌、美濃等，當我到這裡逛街時，可以欣賞到當地特有的手工品、工藝品，並品嚐在地特產或是在地的農漁產品，從這些細節來體驗當地的文化。

「來逛書店喔！」雖然我覺得到網路書店買書真方便，但仍保有到實體書店逛逛的習慣，例如「誠品」、「金石堂」等，隨時閱讀琳瑯滿目的書籍，欣賞書店內的書香氣氛與空間，有時看到我想要帶回家閱讀的書，就會購買。

「我發現除了實體逛街，還有虛擬逛街喔！」不同於在街道上或建築物內，走訪攤商、實體店家或專櫃的逛街方式，在購物網站是使用電腦鍵盤Key In、滑鼠點閱或使用智慧型手機，以手指觸控螢幕上網的方式，瀏覽或購買所需要的商品。

「對我來說，逛街也是在吸收知識與常識喔！」因為當我逛街時，不論是實體或虛擬模式，會發現經營者因不同的產品、行銷方法、地點、空間、時間、氣氛等因素，而有不同的經營或銷售方式。「當我每次逛街時，就感受到隨時都可獲得實用的生活資訊，例如，隨時都可欣賞到多樣化的商品、獲取商品資訊、觀察街區空間規劃、品味美食、把需要的商品買回家使用等意義。因此，逛街是我的興趣喔！」

讓自己的頭腦一直在吸收知識與常識

我覺得，不論透過閱讀、看電視、聽廣播、看展覽、逛街等方式，都可以讓自己的腦海，不斷地吸收知識與常識。

「做事情，求學問。」是我不停滯，且一直持續進行的習慣，讓腦海持續累積學問、知識與常識，讓自己的人生是豐富的，活得更有意義。

二、製作模型的喜悅

國中到高中的求學期間，我利用放學後或放假的部分時段，在家製作紙模型，雙手拿著剪刀、白膠等工具，耐心與細心的將一件件紙模型作品完成，放在我的房間當作擺設，搭配樂高塑膠積木與聖誕樹等飾品，豐富了室內空間。

每當我在房間歇息，欣賞這些親手製作的紙模型，與組裝的樂高積木及聖誕樹等擺設品時，內心都會感受到創作的喜悅感。

對我來說，製作紙模型並不只是親手創作這一層的意義，在製作的過程中，我常可發現自己的不足之處，加以修改與精進，並從中得到與同好交流的機會。

模型製作可說是一個奇妙的觸發點，透過它，我與自身以外的人事物多了許多聯繫，也讓人們看到了我的長處。

製作紙模型，技巧不斷精進

我在國小時期所製作的紙模型，多半是以目視戶外環境方式，記憶到腦海中，透過印象，直接將建築物、道路、橋樑等物體，使用剪刀裁剪紙張，以白膠、膠水等工具黏著起來。但當我就讀國中時，想要製作更為精細，且看得到內部空間的紙模型，並想克服國小製作的紙模型，出現比例誤差的情形，因此拿起了鋼尺、美工刀、白膠、膠水等工具，將切割墊放於書桌上，開始製作較有比例概念的紙模型。

這時我以比例約一比一百的方式，以厚紙板等材料製作紙模型，窗戶部分則安裝透明塞路路片等材料。看著一棟看起來較合比例的建築物，逐漸成型在我的眼前，覺得頗有滿足感。

「想要再接再厲地蓋大樓紙模型。」於是我用腦海記憶建築物的外觀與量體，以自行設計方式，蓋了一棟約二十層的大樓紙模型，並且到書店閱讀美式別墅書籍，並自行創作建造了幾棟別墅紙模型，接著製作公車紙模型，自模型專賣店買了幾輛汽車、人物擺放，並購買綠樹、草地等模型材料套用，逐漸架構起較為精細，且充滿綠意的建築物與社區紙模型。

「景泰社區」，一手創造

為了構建更為細膩的紙模型，我將道路、橋樑全部重新製作，由國中持續做到高中，使得紙模型社區逐漸成型，「要為這個社區取個名字喔！」於我為這個社區取名為「景泰社區」，覺得使用「景泰」兩字命名，好像是一處景觀泰然，生活輕鬆愉快的社區。

我將「景泰社區」紙模型，放在房間一處牆邊的組合櫃上，和樂高積木成品並存。旁邊的五斗櫃上擺了這棟自己蓋約二十層的大樓紙模型，前面還放了幾輛比例約一比六十至一比七十的自製公車紙模型，雖然與後面建築物比例尺不同，但卻產生了公車襯托大樓建築物背景的感覺，側邊還放了聖誕樹，豐富我的房間端景。

念高二時，我在房間的另一個長櫃上，建造一段高架橋紙模型，橋的整體空間類似市民大道，有一個匝道就在橋的正中央，橋下空間還配置了一處線型公園，同時施作平面道路與人行道等周邊設施，並在人行道上種植椰子樹，來綠化高架橋周邊空間。

這些紙模型不僅只是閒暇創作，更是我從小到大，對於各種建築物、公共空間、交通系統、動植物生態的仔細觀察，用腦袋記憶，經過不斷思索，並融合理想中的生活需求，所創造出來的小天地。

看著它就像看到我過去生活的縮影，我將所見所聞、所思所想，都以製作模型的方式呈現出來。

為了讓房間內的自製紙模型可以擺放得更為持久，我不定期會近距離欣賞這些紙模型，察看有無出現破損的現象，如發現有損壞，會持續以耐心來進行修復，並不定期拿筆頭已散開的筆刷，清理模型與樂高積木等物品上的灰塵，以維持其清潔。

藉由製作、清潔或維修紙模型或其他材質模型、飾品的習慣，也培養了我做事情的仔細度。

初露鋒芒，展示內湖謝水節活動的地形模型

一開始，製作紙模型只是為了自娛與發展興趣，純粹是我獨自製作，獨自浸淫在成就感與喜悅之中，也只供自己與家人，或來訪我家的朋友欣賞，但我希望自製的模型作品，未來也能獲得公開展覽的機會。

「公開展覽的機會來了，我要盡力地表現喔！」第一次將自製的模型公開讓其他人參觀，是在高中時製作內湖謝水節活動的地形模型。為了讓參觀的人能留下深刻的印象，因此在製作時，我努力的將這份模型作品做得盡善盡美。

當時因內湖地區要舉辦謝水節活動，於是老師叫我和班上同學製作相關的展示資料。我製作了一個大型的地形模型，這次是我第一次製作地形模型。我揉了些舊報紙，揉成一糰糰的紙糰後，黏在密集板材質的底板上，再以綠色與黃色混合之廣告顏料上色，呈現出山坡擁

有綠色植被的感覺，並以一些保麗龍塊體作為建築物模型，黏製在底板上。

道路則以白色廣告顏料畫過，還使用雕刻刀在密集板底板上，割出基隆河的河道，漆上淺藍色的廣告顏料後，於模型下緣書寫謝水節活動的模型簡介內容後，終於完成了這份長約九十公分，寬約六十公分的地形模型，搬到學校展示。

學校將我製作的這份地形模型，擺放在內湖謝水節活動的圖片與文字說明看板前桌上，讓到校的師生等人參觀欣賞，使得我的心裡非常興奮，除了完成作品的成就感之外，能力受到參觀者重視也讓我更有自信，為我帶來了強烈的滿足感。

這件模型量體較大，我一時挪不出家裡的空間擺放，因此展期結束後就沒有帶回家保存，覺得可惜，但仍將這件作品的大致印象，記到腦海中。

交流心得，結交製作模型的同好

念高一時，我參加模型社社團，在當時還沒有週休二日，周六仍要上班上課。中午放學後，我帶著紙模型到模型社，與社員同學分享製作模型的心得與經驗。

社員說：「你今天帶了這棟房屋紙模型，看起來滿特別的喔。」

我說：「因為我喜歡製作建築物的紙模型，親手拿美工刀切割紙張，再以白膠或膠水黏著起來，滿有挑戰性的。」

社員說：「你做的內容和我們不一樣。」

我說：「對呀，和你們專注的車輛、軍事等模型內容不同，每一位製作模型的人都擁有他們喜好的模型內容，我覺得你們製作的塑膠車輛、軍事等模型也滿有特色的。」

社員說：「那我們一起來邊做模型，邊做討論。」

我說：「看你使用這類漆還滿特別喔！」

社員說：「這是舊化漆，可以使漆過的模型看起來較有使用一段時間的懷舊感覺。」

雖然我只有在念高一時參加社團活動，但在這一年當中，我藉由參加學校社團活動，和模型社社員交流切磋，獲得談話分享的機會，以維持良好的人際互動，欣賞彼此的模型作品。

三、拿起籃球投籃的片刻

對於其他人來說，與同伴們一起玩耍，抱著籃球上場競賽是件容易做到又很自然的事，宛如本能，但對我來說，卻不是這樣。

從在場邊看著別人打球，到親手拿起籃球；從獨自練習投籃，到報隊參加比賽，這當中，每個旁人做來簡單的細節，對我來說都是難關與考驗。我必須克服心裡的恐懼，挑戰肯納症帶給我的限制，才能勇敢的投出第一球，慢慢走入籃球世界。

每通過一次考驗，就意味著一次的自我突破，雖然這使我比較晚才享受到與朋友一起馳騁籃球場的樂趣，但當中的心路歷程，對我來說才是最大的收穫。

開始練投籃，一個人的獨自摸索

在師院實小上體育課時，我拿著籃球，但沒有投籃的習慣，因為我害怕和同學打籃球，害怕反應不夠快，閃球來不及，會被碰到籃框但沒進，彈下來的球給打到，因此只有在場邊地上玩籃球的習慣。

直到在懷生國中的一次體育課上，我拿起籃球，仔細觀察，發現它比排球大一點，重量也比較重。除了欣賞籃球外，打籃球是我想追求的目標，但是剛練籃球時，我的雙手姿勢並不正確，而且每次投籃時，眼睛並未每次都直視著籃框，使得進球率不高，加上不習慣和同學一起進行籃球比賽，只好向體育老師借一顆籃球，自己到另一處無人的籃框，持續練投，並不斷修正投籃姿勢，希望能提高進球率。

「我想要把球投到籃框上，甚至是投進籃網內，享受進球的快感。」於是我站在罰球區，對著籃框開始投籃。起初，投了好幾球，但多半投不進，覺得有點挫折。那麼乾脆調整位置繼續投籃吧！後來，我站在籃下投擦板球，努力的投，終於投進了一顆擦板入籃的球，內心覺得滿開心的，希望在努力投籃之下，仍有繼續進球的機會。

從一起打籃球而展開的友誼

我就這樣利用體育課，且又是籃球課的時間，不斷的練習投籃，從籃下攻擦板球，發展到罰球區或外線投籃。直到一次練投時，我在罰球區投出的籃球，有一個較美的拋物線，讓球直接由框上進入，籃網頓時發出輕脆響亮的聲音，讓我的內心感到十分興奮，因為這是我投進的第一顆「空心球」，一顆沒有打出籃板聲的漂亮進球。

之後，我又繼續投籃，希望能持續投進「空心球」，但老是投不好，又只進了幾顆「打板球」，於是我請教體育老師，要怎麼投才能提高進球率？他教導我修正一下投籃姿勢。從兩手拿籃球側面，調整為一手拿籃球側面，另一手托在籃球下面，眼睛直視著籃框，以掌握出手的方向感，看能不能提高進球率。

於是，我照著體育老師的指示，修正投籃姿勢，每次投球時要讓眼睛直視著籃框。隨著投籃姿勢經過修正，我發現進球率逐漸提高了。當投進空心球的籃網聲再度響起時，又是令我開心的時刻。

從此，我在放假時刻，會利用和朋友相聚，且他們有提議要打籃球的機會，一起到公園或學校的籃球場競賽。朋友看我個子高，建議我專攻籃下。因此我在競賽前，往往會先拿著籃球到籃框下，不斷的練投擦板球，果然進了好幾球。

有一次，在熱身過後，接著就要進行三對三的競賽。

隊長首先指示：「你專攻籃下吧！」

於是，我和朋友進行了三對三的競賽，只要接到朋友傳給我的球，我就會盡力的往籃下跑，看能不能投出擦板球得分。若無法第一時間切入籃下，就將球再傳給朋友，由他們重新進攻，或投外線球，看能不能在籃球競賽中有好的表現。

在復興高中的校園生活中，我已能在體育課的籃球課，和同學組隊進行三對三的競賽。我發現，一場完美的球賽是由團體活動、團隊合作所共同呈現的，單獨一人是無法辦到，因此更熱中於以球會友。

一年後，重考到內湖高中，因離住家較近的關係，除了體育課所上的籃球課外，我也有較多的時間，在放學後和同學一起到籃球場上競賽，因此我對籃球的興趣就更加濃厚了。

參加籃球競賽，適應團體活動

我在內湖高中就學時，只要當日不是下雨天，不是靠近段考的時刻，當放學鐘聲響起後，我和同學就拿著自備的籃球，到操場旁的籃球場報隊進行比賽。

於是，我和同學就這樣開心的打起籃球，我時而助攻，時而切入籃下，投擦板球；有時也會從外線投籃，積極為我們這一隊爭取分數。

雖然我並不是每一次進攻投籃，都能進球得分，有時候還會不小心犯規或違例，但每當我投的球進入籃框時，就覺得很高興，因為讓我們這一隊得分了。當我和同學競賽籃球一段時間後，我幾乎滿身都是汗，投球也較不會投進籃框，多少影響到我們這一隊的戰力。隊上為了擁有較多投籃進球得分的機會，因此就先把我換下，找另一位同學上場遞補。「看來我需要暫時休息一下，調整體力後再上場。」

這時，我換成觀眾的角色，靜靜的在場邊觀看其他同學在籃球場上比賽的英姿，同時喝水補充水分，隨時待命準備再度上場。我覺得參加三對三的籃球競賽，在場上需和同隊的另外兩位同學，有良好的配合，才能把比賽表現得更完美。

在高中的籃球運動中，和同學們討論籃球等運動相關話題時，也讓我的談話內容因此更多元，同時藉由與隊員的配合，加深了對人際互動的體悟。

至於寒暑假時刻，雖然無法和同學一起在學校的籃球場上比賽，但也會和鄰居朋友到社區公園的籃球場比賽，除了比過半場三對三競賽，也比過全場五對五競賽，使我對籃球運動的嗜好，不會因長假而中斷。

運動益於身心，始終心繫籃球

我從事的運動有健行、慢跑、游泳、球類運動（以籃球、桌球、排球為主）等，其中我最喜歡從事籃球運動。在念復興高中時，媽媽為我買一顆籃球放在家裡，方便我拿到社區公園籃球場上練球。

大約在念內湖高中二年級時，我的身高長到了大約一百八十公分左右，漸漸的定型，沒再長高，但這在籃球場上已具備相當的優勢，雖然眼睛視力較差，多少會在面對有其他球員守備時，影響到我在場上的靈活度與投外線的準確度，但在努力練球下，仍讓我成為隊員們不可或缺的人選之一。

雖然自念大學後，因忙於課業，除了大一體育課外，上籃球場比賽的頻率，不像念高中時的密集，但我對籃球運動的喜好，仍舊一直持續到研究所畢業後。現在，三十二歲的我，有時仍會在沒有下雨的早上天剛亮起床或白天等時段，到社區公園內的籃球場運球、投籃。每當我將球準確地以擦板的方式投進籃框，甚至是以空心球模式進球的瞬間，內心總會覺得有成就感。

在籃球場上，我除了熱愛投籃，努力地將球投進籃框外，還可藉由做籃球運動來鍛鍊身體。

「當我拿起籃球，除了打球、投籃，也會欣賞籃球的外觀。」於是我會在逛街，有發現店家、百貨專櫃或賣場架上有籃球時，會欣賞多顆籃球的色彩、質感、圖案等外觀，或在購物網站找尋籃球商品。「除了欣賞籃球外觀，我也會欣賞籃球比賽。」有時會在看電視時，透過體育等頻道，欣賞籃球比賽轉播，以了解球員門在場上進攻、守備、投籃等方式與姿勢，作為我從事籃球運動的參考。

四、努力準備升學

對我來說，準備升高中、大學與研究所碩士班考試，是一個巨大的工程，對於自己能夠完成它，我感到很開心，也很有成就感。

曾參加過高中聯考、視障生升高級中等學校甄選，都考上高中，但是面對大學聯考，不論是考試還是選填志願，對我來說是一種挑戰。

「大學聯考只考學科，還要填寫並繳交志願卡，等待放榜時刻的到來，以得知自己考上的科系。但我除了考學科外，也想要參加系上的指定項目甄試，運用自己對景觀領域的認知，努力準備全力以赴。」

知道自己較不習慣在準備大學聯考的壓力下生活，於是我選擇將升學重心放在推薦甄選，而非聯考。「好在當時的大學入學管道，除了聯考外，還有推薦甄選。」因此我從高一就選定目標、累積作品、充分準備。

以長時間的耐力賽，替代短時間的壓力競賽，這麼做，讓我能從容地準備推薦甄選，希望能夠進入大學之門。

由我的例子可以證明，只要堅定且不懈怠地往目標前進，成果一定會出現。

參加升高中考試，盡力作答

因為我的眼睛弱視，若一直連續看字體較小的資料，缺少足夠的休息，對眼力來說，會是一種負擔。因此當我在閱讀書報等資料時，有時會出現看一會，就需要將頭轉動，讓眼睛看較遠的景物，或閉眼休息一下，再繼續閱讀書報等資料的情形。

考前的準備，我盡量以平常心進行，依照升高中所要考的國文、英語、數學、自然與社會考科，循序漸進地複習國中三年的學科教材，避免過於緊張，且持續正常作息、適度的運動、適當的睡眠時間、飲食均衡，免得影響到體力、精力與眼力。僅管升學考試日子漸漸近了，但我的生活步調依舊沒有亂掉。

「考試，有時間的限制，頭又不能任意轉動，免得有作弊的風險。」雖然我的視力在作答考卷時，會比較辛苦，但是在校內的段考，因為擔心班上同學發現我在應考時的與眾不同，而影響到人際關係，因此我沒有向學校爭取放大試題等待遇。

至於在報名升學考試時，不論是高中聯考還是隔年的視障生升高級中等學校甄選，為了不要過度用眼吃力地作答，影響到成績與選讀學校的結果，於是我有向主辦單位申請在身障者專用考場應考。當我到考場時，得知有使用放大試題，直接將答案寫在答案紙上無需畫小張的電腦卡等待遇，讓我在作答時，眼睛覺得較為舒適。

「考試鈴響了！」當監考人員將試卷發下時，我望著那放大字體的題目，盡力的作答，將答案寫在對應試題題號的答案紙上。「萬一有不知如何作答的題目，先跳過去，免得耗掉有限的考試時間，待所有的考題都先將會的題目作答後，再將不知如何作答的題目，以腦思考，將可能對的答案寫上去。」

「當開始可以交卷的時間到來，我卻不急著交卷，而是將題目與答案再確認一回，看題號與答案是否都對好，免得一時失誤寫錯而全功盡棄，影響成績。」待確認作答的題目都已完成並檢查後，或是考試結束的鐘聲響起，我再將試題與答案卷交給監考人員。當所有考科都考完後，我等待收成績單時刻的到來。

隨著時間一天一天的過去，收成績單的日子漸漸近了。當我收到成績單後，看到這一次升學考試的成果，有達到選志願的標準，接著就是要選志願了。高中聯考時，選志願是一件既刺激又緊張的時刻，因為就要得知自己是否有選到學校，是哪一所學校。「答案揭曉了，我考上復興高中。」

在復興高中念高一將近一年時，我報考視障生升高級中等學校甄選，考場在市立啟明學校。為了能順利考上離家較近的高中，因此我依舊盡力的準備，將國中三年的教材拿出來複習，且在考試時放鬆心情盡力作答。過了幾天後，我拿到成績單，可以選內湖高中作為我的志願，並順利分發到這所學校，太棒了。

於是我到內湖高中就讀，這是我在國中升高中時，面對升學考試盡力準備的成果。

依照興趣，選定科系

當我在內湖高中念高一時，最嚮往的大學科系是建築系，因為我希望能設計出更多棟建築物，交由工程人員施工後，供民眾居住、生活、工作使用。但是，在瀏覽大學相關的資料之後，我發現，對我的眼睛來說，建築系的課程可能是一種負擔，而且我喜歡做景觀、植栽設計，或專注在建築物的外觀，或室內設計。

因此在經過一番思考，閱讀更多大學升學相關資料，並與輔導室老師討論後，我選擇了景觀系作為我升大學的目標科系，並全力以赴地準備考試。

由於我準備要考的推薦甄選不同於當時的大學聯考，除了第一階段的學科能力測驗筆試外，如通過第一階段後，還要面對第二階段的指定項目甄試。「兩階段的考驗，我要全力以赴，並以輕鬆的心情來面對。」

閱讀著我要報考一九九八年度推薦甄選簡章，及輔導室裡的歷屆推薦甄選簡章，發現到文化大學景觀系的指定項目甄試，要考「面試」，內心覺得既緊張又期待。「這是一種不同於用紙筆作答，而是需要直接面對面試委員，當場問答的考試方式。」這是一種全新的挑戰。除了「面試」外，還有「環境認識」與「製圖」的筆試，當然要事先準備，在考試時方可帶著自信心來應對。

多方蒐集資訊，準備推薦甄選

由於我準備高三要考大學推薦甄選，事前準備資料是需要的，在內湖高中念高一時，我會到輔導室查閱台灣的大學科系等資料。念高二起，隨著網際網路的發展，我開始上網查閱台灣的大專院校與科系，尤其是與設計相關的科系的資料，包括景觀、都市、服裝、商品、商業、工業設計等網站，體驗不用出門，只需用手點滑鼠與鍵盤，就可透過網際網路蒐集全台灣與設計相關科系的學校資訊，感受徜徉在資訊高速公路的樂趣。

除此之外，我也利用此資源逛台灣本地或國外的網站，欣賞不同地方的網站資訊內容，當然，主要仍是以瀏覽景觀建築相關資料為主，還會閱讀即時的新聞資訊，接收比電視或報紙更快速的消息。我還參閱了相關資料，運用到在校作業，或者準備大學升學考試，成為指定項目甄試中，作品集或回答考試題目的觀念參考。

「上網，真得好方便喔！」運用網際網路的瀏覽資源，讓我對生活知識的累積更加便捷快速。

「除了到輔導室，或上網查閱資料外，還有其他的方式，可以蒐集資訊，應用在日常生活與準備推薦甄選所需。」當我在內湖高中念高一起，只要透過媒體得知，台北世貿要舉辦建材、家具、家飾大展，等展期一到，我就會挑選一天到世貿一館，欣賞參展廠商的多元建材的展覽內容。

我覺得看建材展是一件愉快的事情，因為可以看到參展廠商的實體建材，而持續累積關於建材運用到環境景觀或建築設計的知識、常識，日後當世貿中心有再舉辦類似展覽時，我都會盡量抽空參觀。

「閱讀書籍，讓腦海多吸收與景觀相關的知識與常識！」於是我利用課餘的放假時間，走訪誠品敦南店，一處隨時有新書上架、有如大寶庫的地方。當我由一樓沿著階梯走到二樓，放眼望去，哇！書架上都是滿滿的書。我在書店內兜了幾圈，找到了關於園藝或是建築、室內設計的書，就靜靜地拿著這些書，在書店內翻閱，盡力將裡面的知識、常識記憶到腦海中。

有時，我也會參觀北美館等地方的美展，累積我對美術創作的經驗與靈感；或是透過網際網路瀏覽、到圖書館閱讀書籍、參觀台北世貿的建材、家具、家飾展等方式，將這些獲得的資訊運用到日常生活，與推薦甄選第二階段的指定項目甄試中。

參觀文化大學校園，內心充滿期待

念高二的某天，學校因校慶活動補休一天，我利用這天的空檔，搭公車到陽明山華岡的文化大學，體驗一下大學的校園生活，並參觀位於大典館六樓的景觀系。

望著系上的教室與助教辦公室，我事先感受到在未來，如果能通過推薦甄選，在文化大學景觀系的學習與校園生活模式。

隨後我到文化大學的大雅館，逛逛美食廣場，這裡是大學用餐的地方。不同於中學訂便當或自行帶便當的模式，在這裡用餐可以任意選擇自己想吃的攤位，旁邊的空間還放了好幾張桌椅，成為可邊吃飯邊和同學或老師談話的地方。

這裡就是文化大學的校園空間，一處完全不同於高中的學習環境。我從躍躍欲試的心情裡，感受到與往日不同的自己。

面對即將到來的改變，我不再像以往那樣徬徨不安，而是充滿了期待。「加油！努力地準備推甄，才能增加如願考上的機會，來這裡念大學。」

遇上同學想要報考的處境

在高三準備報考推薦甄選時，班上有位同學對我說：「我也要報考和你一樣的科系。」由於他的學科成績比我好，因此讓我緊張又害怕，不知道他是真得要考，還是開我玩笑而已。真擔心要是他也報考，我要考上文化大學景觀系，恐怕變得沒那麼容易。擔憂了幾天後，我找了輔導室老師聊一聊，尋求方法解決。

好在輔導老師告訴我：「學校推薦報考甄選的同學，除了學科外，該位學生對於此科系，是否具備相關的知識與常識，也是很重要，還需要經過學校的師長推薦，適合報考文化大學景觀系的同學，學校才會推薦，請你不要擔心。」由於輔導老師給予我的勉勵，讓我覺得好像是吃了「定心丸」。

有了輔導老師的勉勵，我靜下心請學校老師幫我寫推薦函，並經過學校的評估，如願順利地被學校推薦，報考「文化大學景觀系」，而那位同學，最後沒有報考文化大學景觀系，看來好像只是開玩笑而已。但那時我不太會分辨是開玩笑還是真得會發生，讓內心擔憂了幾天，才在輔導室老師勉勵下化解。

挑戰學科能力測驗

「順利地被學校推薦，我當然要全力以赴地準備甄試，包括筆試與面試。」

在第一階段的學科能力測驗中，要考國文、英文、數學、自然與社會共五個考科的筆試。由於我自國中起，對「文言文」的文章，念起來較為吃力、「或許是我的眼睛視力較差，因此在看課外書時，喜歡閱讀圖片較多，或白話文的文章，但較少接觸文言文，或抽象感受的文章，而產生的可能結果。」這也反應在我念高中時，國文、英文與歷史成績，比其他科目較差的現象。

但歷史與地理、公民歸屬於學科能力測驗的社會考科，加上我對地理有興趣，在校考試成績平均也比歷史好，因此我在面對學科能力測驗時，就先念較有把握的科目，包括自然科的基礎地球科學、社會科的地理與公民。

接著持續複習其次有把握的數學科、自然科的基礎生物、基礎理化。然後補強較弱的英文科、國文科、社會科的歷史。針對「文言文」，我盡力的在課堂或書本中，了解內容的白話意思，英文科部分，除了能因應的生活會話外，亦多看些閱讀測驗等英文文章。但是在學校的考試中，國文、英文與歷史考科成績，仍然較難超越強項地理科，或是其次強項的數學科成績。

「面對國文、英文與歷史，怎麼辦呢？」於是我在準備推薦甄選的學科能力測試時，就平均地將每科科目持續複習。「希望透過強項科目，讓自己更有自信地複習弱項科目。接著勤念文化大學景觀系會篩選參加第二階段考試，及加重計分的英文、社會與自然科，好讓我能全力準備學科能力測驗，增加獲得好成績與通過的機會。」

參加學科能力測驗考試前，我向主辦單位申請到放大試題與直接以寫答案紙取代畫答案卡的方式作答。考試時，我帶著信心盡力作答。考完後，我一天一天地等待取得成績單的時間到來。

充實作品集，準備指定項目甄試

「要拿成績單了，內心覺得既緊張又期待，希望能通過喔！當一拿到成績單來看，正是開心的時刻，因為我通過了第一階段的考試。」這時仍全力以赴，準備第二階段的指定項目甄試，其中「面試」不同於筆試，沒有題目範圍，是由面試委員面對不同的考生，拋出考題來測驗。若是沒有事先準備，可能會感到不安，甚至怯場，因此我在念高中時，持續擴充這方面的資料庫，更準備了一份完整的作品集。

在充實個人作品集部分，我持續修建家裡的紙模型，並拍照製作紙模型的紀錄冊，描述製作過程，以便在參加大學推薦甄選的面試時，將小件房屋與庭園紙模型作品帶去應考，至於無法搬動的大模型，就直接帶著製作紙模型的圖片紀錄冊，讓面試委員參考。

繪畫部分，我利用內湖高中的美術課，持續累積作品集，到高二的工藝課，老師上了空間設計課之後，要我們做透視與室內平面空間配置圖的繪製作業，我也是努力將其做得完好，以累積更多件的繪圖作品，除了給自己、家人或朋友欣賞外，希望在接受面試委員的考驗時，這些作品也能派上用場，獲得委員青睞的機會，能有個好成績而增加被錄取的機會。

除了「面試」外，在「環境認識」與「製圖」的筆試中，我以自信心盡力地作答。最後，拿到了成績單，發現這是令我振奮的消息。「因為我考上文化大學景觀系啦！」

準備研究所碩士班考試

「念大四的我，一面準備畢業設計，一面準備研究所碩士班考試。」雖然有時做事較為繁忙，但我盡力不給自己太多壓力。因為我要考文化大學景觀系碩士班，且要全力以赴，才能增加考上的機會，進入研究領域階段，並撰寫碩士論文。

碩士班入學考試有分筆試與口試，筆試中除了寫字的考題外，還有製圖考試，對於曾參加過推薦甄選，考過類似模式的我，已經習慣了，只是考試內容不一樣，專業性的考題也增加了。

因此我在答題時，盡力的把答案寫得清楚、字體端正，也盡力把製圖考題畫好，希望獲得閱卷者的青睞。至於口試，當我面對口試委員時，秉持著自信不緊張的心，盡力回答口試委員出的題目。

後來，我順利考上碩士班，這也代表著我，從國中到大學，在準備升學考試時，盡量以平常心盡力準備，不要把自己弄得太緊張，才能有較好的表現機會喔！

五、在大學景觀系的學習

從小到大，每到一個新的學習環境，例如從國小升國中，從國中升高中，甚至是分班、換導師、選擇分組時，我都會經歷一段難熬的適應期。

這也是我在接受普通教育（非特殊教育）時，比其他同學更辛苦，也必須更用心的部分。

不過，來到大學與研究所之後，因為校方講求學生自主與自律，更加尊重個體差異性，而且學風自由，這些與以往大不相同的改變，終於讓我體驗到不同於中學的校園環境。

迥然不同於過往的在學生活

幾乎是一進大學校園，我的生活就有了全新的氣象。

在順利通過大學推薦甄選兩階段的考驗後，大約在一九九八年九月下旬，學校開學了，一個不同於中學時代的校園生活正式展開，包括穿便服上學，「回想念內湖高中，在尚未全面周休二日時的周六便服日，我穿著便服到學校上課，是一種不同於穿校服的感受，還可以看到每位同學穿著不同色彩、款式的便服，好像是提早當大學生的感覺喔！」而在文化大學校園，我在上課日天天可穿著不同色彩、款式的服裝到校。

除了穿著外，課程與中學不同的是，中學的課表，在周一到周五上課日，都要上一整天，在尚未全面實施周休二日的周六，要上半天。但是大學的課表不一樣，只需在有課的時段才要到教室上課，平時可自行利用時間，同時也不再有固定教室，使得每堂課程不一定會在同一間教室上課，例如：設計課在大典館五樓或六樓，通識課有的在大恩館，有的在大義館等教室。

因此，只要兩堂課間有較長的空檔，我便會在校園逛逛，或到大義館的資源教室休息一會，或是在景觀系旁的六樓陽台欣賞風景，除了感受大學校園特殊的生活模式外，還可以繼續進行以往到處欣賞、觀察等習慣，感覺很愜意。

豐富多彩的學習內容，樂在其中

從通識課到景觀專業課程，以及我選修在市政暨環境規劃系裡，和都市空間相關的課程中，讓我遇上滿多樣的操作環境，例如植栽設計課中，老師傳授關於在高爾夫球場上的植栽設計，或景觀、園藝治療等課題；在上景觀風水課時，老師會以生動活潑的風格提到環境風水的觀念。

而在遊憩調查分析課的調查作業中，也透過問卷設計的過程，讓我重回學齡前常和家人一起去的青年公園，一面回味我小時候在此玩耍的體驗，一面和來往民眾進行遊憩活動問卷調查，並透過交叉分析，了解民眾對於遊憩活動的需求與感受。「哇！景觀系課程的上課方式真得很多元。」

景觀系大學部與碩士班的課程除了設計課以外，我還要面對景觀植物學、敷地計畫、環境影響評估、景觀相關法規、施工與估價等必修或選修課程訓練，並閱讀中文與英文的相關文獻，藉此繼續耕耘自國中一年級便開始學習的英文能力。

除了上課外，系上曾有課程是去聽研討會，我除了領取研討會資料外，在會場中，可以聽到台上演說者的內容，演說完後台下聽眾的提問，及演說者回答的內容，覺的除了可以吸收知識與常識外，也可以了解演說者的說話技巧，運用在與人交談及課堂口頭報告上。

同時，我會自行運用英文的聽、說、讀、寫技巧，盡力的讓自己能和說英文的人士，進行生活性的會話溝通。

在下課或放學後的時間，我仍舊在吸收知識和常識，例如：持續透過植物書籍或網頁等資訊，記憶植物名稱，並了解其生長特性；到學校或國家圖書館，查閱與景觀專業相關的文獻、或是逛書店閱讀與景觀或建築領域相關書籍、或上網瀏覽相關網站或網頁、看世貿建材展等方式，讓我的大腦像海綿一樣，持續吸收與累積更多課外的生活或景觀專業相關知識，讓它們和學校課業的內容能更融會貫通。

大一圖學課，全力以赴

這門課需要用繪圖筆製圖，包括：鉛筆、針筆、製圖桌等，而且，幾乎每週都要繳交作業，對我來說，這是一種挑戰。

製圖時，要先在圖桌上用鉛筆畫底稿，再使用針筆畫上去，且針筆還有分不同的粗細規格，要用對合適的規格，才能畫出質感佳的製圖。圖面的表現手法大多以黑白方式來呈現，因此需要藉由線的粗細、筆觸等來展現製圖的成效。課堂上，我會依照老師出題指示，以鉛筆等工具製圖，找出筆觸、技巧，以便在製圖作業中，能夠以針筆掌握好製圖的品質，拿到較好的成績。

由於畫不好是需要重畫的，因此在下一週的製圖課，老師開始發還我們全班的製圖作業時，大家就會看看有沒有同學被Ｒ，Ｒ表示需要重畫再行繳交。

「努力地畫，可別被Ｒ喔！」我覺得若作業要是被Ｒ，就得用更辛苦的力量重畫，更是一大考驗。因此，在面對學校的製圖作業，我通常會在回到家享用晚餐後，就開始分天按進度將製圖作業完成，準時於下週或下次上課時繳交，以免被老師給Ｒ或扣分。

「製圖作品越來越多件了，要好好保留欣賞。」每學級結束前夕，圖學老師會出一項作業，就是我們全班每一個同學都要把這學期的製圖作業裝訂成一本作品集。

當我在裝訂時，看著因努力繪製，幾乎沒有被Ｒ過的作業裝訂成冊，感覺到這學期以來盡力完成的製圖作業，一件件累積起來所獲得的成果，我將它當成一本畫冊集來欣賞，為自己的努力感到高興。

利用電腦打作業，便於管理

自從大學開始，不論是在景觀系修課或選修市政暨環境規劃系等課程，我的作業多半是使用電腦Word軟體製作，因此，家人為我更換新的電腦設備及印表機，包括液晶螢幕等，讓我可以利用放學回家後的時間，透過電腦與印表機來進行學校作業。

透過電腦書寫學校作業時，我盡力將Word檔頁面排列整齊，包括文字與圖片的配置，好讓列印出來的稿件呈現出良好的質感。這麼做，使教授在批改時，能更方便的閱讀我書寫的內容，我也才能獲得較好的成績。

等到教授批改完我的作業或報告後，如有交還給我作為長期保留時，我也習慣將它們收納在書櫃裡，並盡力把電子檔案保存在電腦的硬碟中，進行資料備份，以便日後可開啟檔案或拿出報告書來閱讀，能快速取用在大學與研究所碩士班作業或報告書寫的成果。

工程浩大的報告書，舉重若輕

大四的畢業設計及碩士班的碩士論文，都是相當大的企劃。除了要準備展覽或口試，也需要製作好幾本報告書，供指導教授審閱。

我在家裡將所有作業完成之後，便拿著磁片到影印店，交給在場服務人員印出稿件。在確認沒有問題之後，就開始印製與裝訂報告書。

有一次，在中午來到影印店時，看到有不少同學在影印文件或作業等資料。店內另一端的幾位工作人員，正忙於影印與裝訂學生的報告書或學位論文，完成的書本就放在店內架上，宛如剛出爐的書海，等待同學領取。店裡好熱鬧，每個人都是很忙碌的樣子。我在挑好要製作報告書的封面紙張、色彩，並決定封面及封底是否要上光面後，等待店家告知取件時間，領取取件條後，就先行離開了影印店。

我終於把學校的報告書Word電子檔做得告一段落，就等著影印店幫我完成一本漂亮的報告書。利用這段空檔，我到華岡路、光華路二十六巷的街上逛逛，望著兩旁的店家，有小吃店、飲料店、文具店、超商、影印店、藥局等。此外，也逛了校園裡的大雅館美食廣場、大忠館商店區，感受到在文化大學的生活圈，不論買東西或享美食都還滿方便的。除了逛街外，我還喜歡欣賞美景，在校園裡漫步散心，來到大孝館附近，可欣賞自山頂眺望遠景，一種開闊空間的感受。

等到報告書印刷裝訂完成的時間到了，我帶著取件條，經過圖書館旁的荀子大道到光華路二十六巷的影印店。在支付印製報告書的費用後，我抱了一疊裝了好幾本報告書的袋子回家，準備迎接學校報告、大四畢業設計，或碩士班畢業前的學位論文考試，將報告書帶到學校，接受評分教授的考驗。

提前開始報告書的準備工作，使我在能及時交件之外，還能享受到悠閒的生活步調，不必為了繳交報告而匆匆忙忙，承受過多的壓力，犧牲愉悅的心情。

作業不再只是一個人的事

在念大學以前，幾乎所有的作業都是由我一個人來完成，因此可以按照自己的步調與方法，將老師交代的作業完成，有時或許會遇上較困難的部分，但只要提前規劃、掌握好時間，通常可以順利通過。

不過，在大學與研究所碩士班的作業，除了個人的作業外，還有團體性質的作業，有的是二到三人一組，有的甚至是六到八人一組。

就以大學某次設計作業為例，那是大約三、四個人一起進行的水岸公園設計，因此我必須和組員一起合力將作業完成。但因為我怕熬夜，睡眠不足，對我的精神與眼力都是一大考驗，因此只好和組員討論協調，先把一個人能完成的資料帶回家做，完成後再將資料帶來學校，交給本組組長，來完成這次的團體設計作業。

「團體作業是展現團隊合作完成一件事的過程與成果。」

認真面對不同的考試型態

因為在文化大學景觀系念大學部與碩士班，我待了超過六年的時間，不論是大學部或是研究所碩士班；不論在專業或是通識課課程，我除了將課堂知識加以記憶之外，還需要進行理解與融會貫通。

「我發現大學的期中考、期末考，與高中的月考、期末考，題型是有差異的喔！」學校的期中或期末考試題不再有那麼多的選擇題，多半是以申論題型式出題，因此在答題時，必須切入題目所問的內容回答，以免離題。為了在考試中能切題作答，我習慣將上課或課外所獲取的知識內容，除勤寫筆記外，並盡力保存在腦海裡。

設計課的報告

我雖然以個人興趣來選擇景觀專業領域，但課堂中仍需面對不同場景的挑戰。就以設計課來說，每學期大約有二到三次的作業，每周的設計課都要和指導老師討論設計內容，並聆聽老師的建議來調整或修改設計內容。

對我來說，念大學時平均每一個多月一次的總評，更是一種考驗，因為我要攜帶做好的設計說明海報到校，甚至還有做好的模型。每次上台得要面對大約四至六位教授及老師的考驗。我先報告設計內容後，並依照教授所提出的多樣問題，逐一回答，才能算是完成一次設計課的作業。在報告前後，我順便欣賞其他同學的設計作業總評過程，聆聽同學報告與和教授或老師的對談內容，藉此機會觀摩與學習。

設計課的作業，也是一個很大的挑戰。

學期中每周的設計課，我先和指導老師討論設計方向或進度，有時會拿草圖紙畫圖寫字，直到確認設計方向後，再以海報紙製作。總評時，我需要製作至少約兩張的全開海報，繪製植栽表及平面配置圖、剖立面圖、透視圖等圖面，並書寫基地分析、設計構想等內容。

只要是一人獨力完成的設計作業，我就會製作全開大張的設計報告。由於書桌上的空間不足，因此我常將海報大圖作業區域由書房的書桌上，轉移到地板上進行，感受一種另類的作業體驗。

首先，我會將文字說明的部分，有時直接提筆在海報紙上書寫，有時則以電腦Word電子檔存檔，完成時並列印出Ａ４的紙稿後，拿著雙面膠帶等上膠工具，浮貼到全開的海報紙上。不論Ａ４稿件是整張或經過裁切，我所選用的底色都盡量與全開海報紙相呼應搭配，彰顯出大圖海報中運用電腦列印文字的美感。

至於平面配置圖、剖立面圖、透視圖、植栽表植物圖示、海報收邊部分，則以徒手拿著鉛筆打底，再以代用針筆、麥克筆、色鉛筆、長鋼尺等製圖工具繪製上色。

常常，我就這樣趴在地上，一面聆聽音響播放的頻道節目或音樂，一面用雙手拿著製圖工具，陸續將設計作業的圖、標題與海報收邊製作完成。至於模型施作部分，小尺寸的在書桌上製作，大尺寸的移師到地上製作，將書房空間有效運用，來完成每一次設計課的作業。

因為空間與時間的巧妙運用，即使偶爾發生趕圖的情形，我也能盡量以輕鬆的心情，將大圖與模型製作完成，準備參加總評。「盼望這次的設計課作業，能有好成績。」

在碩士班一年級，景觀及環境生態規劃設計的課程中，我們全班一起做大屯溪流域環境規劃設計，第一學期進行調查、分析等工作，除了和同學到現場記錄，還一起在學校的研究室討論，製作報告。但我對量化統計部分興致較弱，加上眼睛弱視、與同學溝通仍有部分不足之處，因此未完全參與，而影響到成績，第一學期沒過得隔年重修。

到了第二學期，大屯溪流域環境規劃設計進入設計階段，並分組進行。我和另外兩位同學，做了人工濕地設計報告。為了力拚一次過關拿學分，因此我和同組的同學，事先協調好作業分配。然後我努力的完成屬於自己的部分，並和同學討論，將彼此的作業內容相互銜接，形成一本完整的報告，最後我順利的拿到學分。

「要把第一學期的學分拿到喔！」到了第二年第一學期，我繼續努力將重修景觀及環境生態規劃設計課的報告，做得完善，最後順利拿到學分。在這次重修的經驗中，我覺得遇到挫折，要思考為什麼會造成？要怎麼解決？以掌握「從挫折中重新站起」的使命感。

回想我的大學與研究所階段，幾乎每次交作業與參加考試，都是一次考驗，同時也是一回訓練。我在戰戰兢兢面對的同時，也可以感覺到自己正在持續的進步中。

獨自操刀大學畢業設計

在大四的畢業設計，每組可分配約二人以上進行，有感於團隊合作收穫雖多，但因畢業設計作業時間，比大一到大三的設計課單一設計作業來得長，我害怕會遇到和組員在時間上、工作上的分配等因素，而是否能落實參與，左右成績表現。因此我選擇一個人全程進行，自己掌握好時間與工作進度，以大直實踐大學生活圈規劃設計，作為我的畢業設計題目。

為了完成畢業設計，我造訪實踐大學校園，以及周邊屬於大直里的街道、住宅、商圈、公園等生活設施，進行地毯式的調查。將獲取的調查資料，透過電腦打字製作成報告書，內容有計畫緣起、方法、相關理論、案例研究、主要活動空間規劃設計、預期成果、結論與建議等，在學期中每周的設計課與指導教授討論，並製作報告書、海報等資料參加總評。

當基地調查與文獻回顧等資料完成後，我開始進行規劃設計作業。剛開始，我將大直街從實踐大學到大直國小的路段，進行街道景觀設計，製作模型，並持續和指導教授討論調整內容。完成設計後，開始以電腦製作完整報告書、海報排版，再帶著檔案到大圖輸出店印圖、裝訂報告書，準備參加畢業展。

雖然畢業設計的成果並沒有運用到大直街的實質景觀規劃設計上，但我的畢業設計作品，包括海報、報告書、模型，於二〇〇二年和系上同屆畢業的同學作品，一起放在台北市政府中庭，參加環境設計學院院展，以及在松山菸廠倉庫的系展，供一般民眾參觀指教。

參展的作品中，主要為二～三人一組，但有一組為六個人，也有幾件一個人的作品。「看到自己的作品展出，代表著辛苦耕耘的畢業設計終於完成了，我好開心喔！」

「參展前後，要自己到現場布置與拆卸作品。」雖然展場有提供板子布置，但大圖怎麼掛？模型與報告書怎麼擺？展期結束後要怎麼處理？這也考驗我布置與收納的能力。「參展後的作品，我仍小心翼翼的拆下帶回家收納，以便繼續欣賞自己的畢業設計成果。」

這個畢業設計讓我體會到，在大學的課業與生活學習是記憶力與理解力的結合，能讓作業有最好的成果表現，並拿到好成績。而這個努力的精神，也運用在研究所的課業與碩士論文上，是我在大學與研究所碩士班攻讀景觀專業領域時，所努力爭取的目標。

六、撰寫碩士論文

研究所與大學兩者有些不同，大學課程主要是打下專業領域的基礎，而研究所則是針對該領域裡的某個點，進行更專精的研究。

對於有興趣的事物，專注力便能高度集中的我來說，進入研究所更是如魚得水，我終於找到一個機會，可以把過往對於許多事物、景象的觀察、想法，結合選定的論文題目，作一番整併融合，呈現出來。

肯納兒對某些特定事物，會表現出不同於一般人的堅持，並固執到底。以我來說，確實如此，我樂在其中，也從中找到往前邁進、往外擴展的力量。碩士論文不只是取得學位的一份大型作業，更是在這之前，所有旁人看來覺得新奇，而我卻投入其中的嗜好、偏執的綜合成果。

我知道社會上有些人可能對肯納症瞭解不多，對於我能取得碩士學位也感到好奇，想了解我的學習過程。不過，我要勉勵地說：「每位肯納兒皆可努力、盡力地學習，甚至擁有更高的成就。」前提是：「早期療育，順勢發展。」

學習如何呈現——論文寫作與研究方法課

在研究所碩士班就讀，於畢業前要完成碩士論文，而論文需要以一定格式或架構來撰寫，因此，在研究所一年級，系上開了一門和寫碩士論文有關的課程。

這門課讓我瞭解關於寫論文與研究的方法，例如：文獻回顧的資料找尋、論文中如有引用文獻資料的標註方式、章節的編排、研究流程等訊息。

在上了一學期的課程後，我更了解碩士論文的編寫方式。

「我想寫能將景觀設計與店鋪經營相結合的碩士論文，供自己與他人閱讀或研究。」在幾經研究與討論之後，我以「台灣便利商店經營發展與店面景觀形塑探討——以統一超商7-11為例」為主題，進行研究，並開始撰寫。

以7-11為碩士論文主題的原因

之所以會選擇7-11作為碩士論文研究主題，是因為對我來說，7-11門市是常常，甚至是天天都會到的地方。除了常去，觀察它更是我的興趣及原本就在做的事。

因此，我想，經營者若能營造出舒適、乾淨、美觀的店面空間，結合預購、網路購物，建構虛擬二樓，配合門市付款、取貨、取貨付款方式的金流與物流機制，使門市成為具有便利百貨功能的便利（社區）服務中心，持續採二十四小時全年無休的營業方式（在不包括特殊等商圈或門市進行重新裝潢等情形下），讓客人隨時可前來門市逛逛或消費，將可吸引更多客層，包括年長者、壯年、青年到小朋友等，使消費者持續到7-11門市，並和同業或異業等競爭品牌產生差異化，發展出屬於各自品牌特色的經營方略。

經過長期的觀察後，我覺得研究便利商店店鋪景觀的相關議題，可探討通路產業經營與環境空間如何相結合，這個切入點似乎滿有新鮮感，為了學到可運用在此碩士論文的知識，因此在研究所一年級第二學期，我選修了市政暨環境規劃系碩士班「市中心規劃與商業空間管理專題」的課，並與景觀系碩士班的所長（系主任）及教授討論後，邀請當時的陳明竺所長與景觀系的林益厚教授，作為我撰寫碩士論文的指導教授。

全方位蒐集資料，收穫豐富

從國小念到研究所碩士班，經歷多次考試經驗，我發現準備碩士論文學位考試的呈現方式，雖然與準備大學推薦甄選、研究所碩士班入學考試有所不同，不過，在提前開跑與廣泛收集資料這兩方面卻很類似。

我除了撰寫論文的內容外，前置作業與文獻資料的蒐集，從研究所一年級就展開了，因此我經常到圖書館或書店閱讀書籍，並藉由瀏覽網頁、閱讀書報，或利用逛街、旅遊的機會，持續蒐集與撰寫碩士論文相關的資料。

我所做的研究是全面性的，比方說，在閱讀一九九九年五月下旬某天7-11第兩千店開幕的新聞時，同時也會注意到它歷年來經營發展的相關資訊。當這個新聞出現時，我購買了二、三份報紙，將與7-11相關的新聞版面留下來，之後，持續蒐集與7-11相關的報導，購買有報導與7-11相關訊息的當期雜誌，以便隨時閱讀這些報章、雜誌資料，持續到碩士班畢業後。

為了接觸7-11伙伴，將我對7-11的建議傳達給公司參考，因此我在二〇〇〇年起，開始透過電話等方式陸續和7-11總部的幾位伙伴連繫，並在總部見過這幾位7-11伙伴。

在撰寫論文的過程中，我到7-11總部與這幾位伙伴進行交流、訪談，當時，正好遇上總部搬新家，因此，我們從東興路八號談到了東興路六十五號。在訪談的過程中，我與7-11伙伴分享一些生活上的訊息，也獲得了統一超商對外、屬於公開性質的經營資訊，例如：店數成長、顧客服務、商品銷售等。在那同時，我也提供站在民眾或顧客角度的建議給公司，讓他們作為在經營上的參考。

另外，我利用出遊或逛街的機會，到屬於不同生活圈的7-11門市，包括大學學區、商業區、住宅區、風景區、工業區、火車站等生活圈。除了逛7-11門市之外，也會順便了解其周邊的環境，使我在撰寫碩士論文之外，也熟悉台灣好幾處生活圈的環境。

對店鋪經營與商品行銷產生了觀察興趣

我為了對7-11觀察研究與撰寫碩士論文需求，「除了瞭解哪裡有7-11門市，我也想了解7-11門市，要如何經營，才能有好的表現。」

因此當我到7-11門市時，除了逛逛或消費購物外，也會順便欣賞門市的空間布置、貨架商品、來客動態、門市人員待客服務等。為了解統一超商的發展過程，我開始閱讀與流通業或行銷企劃相關的文獻，除了閱讀報章書籍或網上資料外，並買了幾本和統一超商經營相關的書籍閱讀，例如《改變一生的相逢：徐重仁對工作與生活的觀想》、《融入顧客情境：台灣7-ELEVEN的共好經營學》、《通路教父徐重仁》等。

「哇！閱讀相關文獻資料後，我覺得流通業或行銷企劃的資訊，真得滿廣泛。」除了持續觀察門市空間、商品或服務的脈動，並看見7-11有新鮮事發生囉！二〇〇五年七月十一日，看到7-11的吉祥物「OPEN小將」誕生，我覺得他好「卡哇伊」耶！頭上有道彩虹，滿有趣的。因此隨時留意OPEN小將的相關商品。四年後「新吉祥物LOCK小醬來囉！」來陪伴「OPEN小將」，我發現相關商品的圖案內容，也更加豐富，感受經營者利用吉祥物和顧客進行互動，也是一種有趣的行銷方式。

「我喜歡OPEN小將家族喔！」因此家裡蒐集了不少與OPEN小將相關的用品，包括公仔、方布、名片本等。並透過在門市裡或上網等方式，欣賞「OPEN小將、小桃、竹輪、條碼貓、LOCK小醬、小肉粽」家族成員英姿。望著這些OPEN家族成員，我發現產品的設計，是如此多元豐富的，是可透過腦海思考所產生的成果，因此我持續動腦，思考更多樣化、多元化的設計概念或構想。

「我覺得設計與行銷，可相互運用與搭配喔！」

看到7-11統一超商開發讓顧客生活便利的相關商品與服務，並與網路購物、預購結合，提供民眾在門市付款或取貨，或兩者同步作業的方便模式，並發展出i-cash等購物付款工具。「我覺得現在買東西，是如此方便！」

而7-11門市空間也跟著顧客的需求進行調整。在二〇〇九年、二〇一〇年，我發現大店格的門市漸漸地增加了，裡面的空間也更貼心了。「當我坐在有座位的7-11門市裡，享用鮮食商品，是一種生活的樂趣，有時，還可以欣賞門市內外的景觀喔！」望著7-11門市空間的轉變，覺得自己腦海中所想的事物，也要視時間、空間與環境需求，進行思考的調整喔！

對景觀或設計領域專注的我在想，所謂「設計」、「行銷」，不論是硬體方面或軟體方面，能用「以人為本」的觀念思考，期望能帶給人們愉快的感受。因此每當我觀察7-11的時候，也會提醒自己在做事情時，要向這個觀念看齊。

我覺得藉由長期觀察7-11統一超商，了解更多領域的資訊，包括門市經營、人力資源管理、發展加盟、物流、商品行銷、網路購物等。使得我腦海中的知識與常識，由景觀拓展到門市經營、商品行銷等領域。

充分準備，充足自信，迎向挑戰

在論文中，除了探討文獻回顧、店面經營發展的文字、圖表內容外，我也以畫圖的方式，繪製了經過景觀設計的7-11門市，包括市區腹地型與郊區幹道停車場型，具有植栽潛在空間的門市外，配置適合於在地環境的植栽品種、景觀設施物，豐富在地的環境。

當碩士論文快要完成時，我與指導教授再次確認內容中需要再進行修改的地方，當一切就緒後，準備要進行學位論文考試了，這次是口試。我與兩位指導教授討論研商後，再找來兩位委員進行口試。

在口試現場，我帶著自信心，面對四位口試委員對我的碩士論文提出的相關題目時，以輕鬆而不緊張的心情來回答，最後，順利的通過論文考試，好開心喔！接著就帶著電子檔到影印店印製、裝訂碩士論文書。

我將一本本碩士論文書繳交給學校，有的放在學校圖書館供人閱讀，有的轉送到國家圖書館收藏，同時自己也保留了一本，因為完成了個人史上一件前所未有的論文作品，覺得真的好有成就感啦！

當我到校領取碩士學位證書時，也代表著終於完成景觀系碩士班的學業，踏入了畢業後的生活。

撰寫碩士論文對我的正面影響

自從研究所碩士班畢業之後，我仍然持續地觀察7-11，有時會透過電話、E-Mail等方式，或與幾位7-11伙伴在總部見面交流時，將自己觀察所得到的想法與建議，以站在民眾或顧客的角度提出，供他們作為經營上的參考。我也會藉由到總部與幾位7-11伙伴見面交流時，順便到鄰近總部的7-11逛逛或消費，感受門市人員秉持著親切熱心的精神，服務來店的顧客。

雖然論文寫完了，學業也暫時告一段落，但我仍持續觀察7-11，也持續觀察生活中的其他事物。「哇！持續觀察與動腦，來充實腦海中的知識與常識喔！」

我認為，在寫論文的過程中，能藉由與社會人士交流互動的機會，掌握好談話的主題或內容，對於人際關係的發展是有正面助益的，而我也因此結交了不少好友，另外，從觀察流通產業活動中，也不斷得到相關的知識與常識。

撰寫這本碩士論文，我感受到論文內容是結合記憶力與理解力相互融會貫通的結果，且著重論文內頁文字與圖片的版面配置，讓我對寫文章產生了更大的興致。

畢業後，我仍繼續寫文章，並藉由閱讀、逛街、與人交談等方式，持續吸收社會百態的知識與常識，豐富人生。

第五部

充實興趣增加技能

一、觀察景觀與生活物品

從小到大，我對一般人不一定會感到興趣或習以為常的事物，有著極大的探索熱情，這是我的特徵之一。

我熱愛觀察景觀與生活物品，例如，門窗、地板、家具、家飾、餐具、建築物、橋樑、步道、植栽槽、盆景等。

尤其是防壓防夾電動捲門與高架橋的護欄，因為我有興趣及長時間的觀察，而成為專注的物品。並持續透過現場觀察，加深印象，並思考如何普及運用或搭配設計手法，型塑出多樣或特色景觀，及推廣安全使用的觀念。

持續看建材展，獲取知識與常識

從念內湖高中高一開始，我到世貿中心欣賞建材、家具、家飾展，而且看了第一年覺得收穫不少，因此我幾乎年年都會看此類別的展覽，從高中看到大學、研究所碩士班到畢業後，累積超過十年以上的看展時間。

「每一年看建材展，我看到許多樣式的建材，還有廠商展示新產品，年年都可獲取多樣的建材展覽資訊。」我為了持續獲取與景觀建築相關的知識、常識，會留意台北世貿中心的建材、家具、家飾展，只要從網站等管道獲悉展期一到，我會挑選其中一天，甚至兩天前往參觀欣賞。

我會深入的了解建材的細部資訊，索取產品目錄來閱讀，並盡力的將相關資訊記到腦海中，除了運用到日常生活中，也可以運用到景觀設計或研究分析、評論時，作為可參考的相關資訊。

防壓防夾電動捲門，我仔細觀察所在

當我漫步於世貿一館建材展現場，看到了一個讓我感到高興的廠商攤位，這裡展示著電動捲門，整個打開的捲門下方還擺了一張椅子。

「捲門下方擺椅子，我第一次看到這樣的景象，好特別喔！」這時捲門開始下降，我看到門板下降壓到椅子後，又重新捲上去的景象，好奇地上前詢問在場人員，他告訴我說：「這道捲門擁有防壓防夾功能的設計，除了下降遇阻會反轉上升外，上升遇阻也會停止運作的功能，且在停電時，還可運用門旁的手動電動切換器，切換為手動模式，再以手直接將捲門開啟或關閉，如遇火災等因素造成停電時，仍可徒手開啟捲門逃生。」

當我對防壓防夾電動捲門的認識度更高，日後在逛街時，除了看到使用手拉式捲門的店家外，也會從休息店家所關閉的電動捲門門板外觀，或營業中完全升上去的店家電動捲門來進行觀察。若我要通過打開的電動捲門下方時，只要知道這電動捲門具有斷電時可由電動切換為手動操作，徒手啟閉捲門，及防壓與防夾的安全功能，其安全感應裝置在控制箱內，透過電流負載感應，可持續長期使用的廠牌，當我在此型捲門裡面，不論是店家正在營業，或是接近打烊的時段，我都會放心的通過。

反之，若是通過不具防壓功能，且是非花格式可看到內外的電動捲門，就會避免在店家打烊時靠近，因為我深怕店家會突然關閉電動捲門，而沒有其他保護措施，會造成驚慌或害怕。「真希望日後讓我感到恐懼的遮景式門板電動鐵捲門，也可以搭配防壓防夾、免拉鍊條即可由電動切換為手動操作，甚至是快速升降的功能，讓我不再害怕。」

電動鐵捲門的「防壓防夾」款式產品

防壓防夾的電動捲門，門板除了套用鍍鋁鋅鋼板、鋁合金等材質外，連「鐵捲門」都可以套用了。而每家生產防壓防夾電動捲門的廠商，也開發好幾種不同款式的捲門機。

在二〇一〇年十二月的台北國際建築建材暨產品展，我步行於展場內，看到了令我感到振奮的廠商攤位，於是入內欣賞。「哇！這道電動捲門滿特別的，是遮景式門板的鐵捲門呀！現場有人員實際操作防壓功能，捲門下降遇到障礙物會反轉上升，而且還是快速型式，並示範電動與手動切換功能。」看到令我恐懼害怕的遮景式門板電動鐵捲門，在廠商努力地研發下，推出了安全款式，覺得好高興喔！

於是我詢問在場人員，得知傳統鐵捲門門板，在一定的寬度及高度範圍內，可使用快速又安全的捲門機，透過控制箱內的電流負載感應，使得捲門具有下降遇阻反轉上升、上升遇阻停止運作的功能，還可透過門旁的手動電動切換器，切換為手動模式，不需拉動鐵鍊即可徒手開啟或關閉捲門，並可搭配「烤漆鋼」、「不鏽鋼」等門板。「在建材展看到使用具有安全捲門機的電動鐵捲門，不會讓我感到恐懼、害怕，真希望日後住家車庫或店家等空間，如有安裝電動鐵捲門，使用安全捲門機的比率，可以持續提高，來增加安全感。」

看到展場上有防壓防夾電動捲門產品的攤位時，我總是會用較長的時間駐足欣賞，在每一年的建材展中，我發現廠商推出的防壓電動捲門，門板樣式越來越多種了，除了最早看到的鍍鋁鋅鋼板外，也陸續看到鋁合金、鋁合金花格、透明PC鋁合金，甚至是不鏽鋼等材質。「原來現在的防壓防夾，甚至是具備快速功能的電動捲門，有這麼多款風格呀！就好像挑選衣服款式，可供使用者依需求或喜好來選擇。」

因此當我在建材展看到防壓防夾電動捲門時，除了減輕心裡的恐懼，也對廠商用心致力於開發安全至上的產品，留下深刻印象。此外我將欣賞防壓防夾電動捲門，及安全使用電捲門的心得，寫成一篇篇的文章。

除了欣賞防壓電動捲門外，我還欣賞防水閘門、鍛造金屬門、戶外電動百葉窗、無機房電梯、輕質隔間、氣密門窗、連鎖透水磚、植草磚、建築物防水材料等多樣建材，還留意到綠建築、照明設備等展區。「我發現，每一年的建材展，其參展內容都各有其特色，尤其部分建築或景觀材料具有環保耐用、節能減碳等訴求，為地球永續發展盡一分力量。」藉由參觀多樣化的建材產品，加以參考與瞭解，使我持續吸收關於建材運用的資訊。

爬斜坡，看矮牆

除了專注觀察防壓防夾電動捲門外，還有會讓我專注觀察的景觀或生活物品、是高架橋的護欄。

小時候，爸媽除了帶我到青年公園逛逛外，也曾帶我穿越水源快速道路河堤的一個涵洞抵達騎馬場。看著一隻隻馬匹載著騎馬的人，經過眼前，這是我第一次近距離和動物接觸，覺得滿有新鮮感與趣味感，使得我對觀察動物產生了興趣。之後，爸媽有時會在假日，帶著全家一起到圓山動物園，欣賞更多種動物的英姿，充分滿足我的好奇心。

除了觀看騎馬場的馬匹外，我在附近看到一旁有處斜斜的堤防，上面有一道矮牆，我想要試試爬的功夫，近看這道矮牆，於是和家人就努力的往上爬。

這個斜坡不會太陡，因此我順利的爬到上面，隔著矮牆放眼望去，發現了一條道路，路上有車輛經過，兩旁都設有矮牆，矮牆上面有一格格長條形的透光孔。「在人行道上看風景吧！」於是我和家人就跨過矮牆，步下樓梯，走在道路旁的人行道上，欣賞新店溪、騎馬場及青年公園的景色。

過了一會散步於橋上的時間，我和家人再度步上樓梯跨過矮牆，走下斜坡，回到騎馬場散步，這裡是今日的「馬場町紀念公園」。

小時候我只知道這是「矮牆」，並將它記憶到腦海中，直到念國小時，我才從和朋友的談話中，得知高架道路兩旁的矮牆是「護欄」。

原來，我是在「馬場町紀念公園」認識護欄的。這裡的護欄，一邊是可以走的斜坡，一邊是人行道，因此護欄是可以穿過的。但是其他處的橋樑，護欄一邊是道路，另一邊不是河流，就是橋下的平面道路等環境，而且橋上與橋下是有高差的，亂爬護欄可是很危險的，會墜落到橋下，千萬不可以嘗試。

因此我在念國小時，就會開始記憶家人開車載我經過的橋樑護欄型式。經過了好幾座橋樑，包括光復橋、華中橋、華江橋等，我陸續記了其護欄的特徵，尤其建國南北路高架橋、民權大橋的長方形型鋼式混凝土護欄與國道一號高速公路的橋樑圓形鋼管式混凝土護欄，因為較常經過看到，是我在念國小時印象最深刻的公路橋樑護欄型式。

安全隱憂，俯拾即是

我覺得觀察一件事物，可以獲得不少現場的感受體驗，累積出相關的觀察經歷，例如：「當我想到公路橋樑護欄，就想起念國小時，印象深刻的民權大橋護欄，除了搭車經過看看，及在家製作的高架橋紙模型護欄運用外，若能親自步行上橋，走在人行道上觀察，方可發現護欄的細節之處。」那一種型式對於走在橋上的人行道、或行車時因遇到突發狀況需在橋上下車的人，包括小朋友等，以及行駛在道路上的車輛，是較為安全的橋樑護欄。

於是在二〇〇九年和二〇一〇年某天，我於白天時段經過樓梯上橋，到民權大橋上的人行道散步，觀察研究現場的長方形型鋼式混凝土護欄，順便欣賞風景。在眺望基隆河時，我想起先前新聞報導中，有人因想不開而跳橋輕生的案例，感受到生命的可貴，更覺得應該珍惜。

因此社會若要持續推動珍惜生命的行動，是需要透過政府、生命線等相關團體組織、人民的力量一起進行。例如：在硬體設施部分，當政府在新建橋樑或修建既有橋樑護欄時，可設計讓人不易攀爬，或拉長攀爬時間的護欄，除了讓人較不容易跳橋輕生，且小朋友也因較難攀爬而減少墜橋的危險機會。「因為我覺得橋樑護欄的安全性是滿重要的。」在軟體部分，建立更完善的自殺防治通報系統，藉由生命線等組織或機構服務體制，使得想不開有輕生念頭的民眾，可透過電話或到現場等方式，接受組織或機構人員的相關諮詢或輔導等服務，想想生命的可貴，別輕易放棄，若一時遭遇人生挫折，可用腦袋裡的智慧來解決、渡過，以迎接光明人生的到來，繼續好好地過人生。

看見橋樑護欄的安全和排水功能

我發現在台北不只民權大橋、建國南北路高架橋匝道，還有市民大道高架橋橋上中央匝道旁非上下橋的車道、基隆路車行地下道引道、萬板大橋、重陽橋上下橋引道或匝道、木柵路一段銜接新店寶慶街的景美溪橋，甚至是當我到高雄旅遊時，發現高楠陸橋、中山四路穿越國道一號高雄端車行地下道引道，也是使用此款長方形型鋼式混凝土的護欄。

我看到包括民權大橋，有好幾座使用此型護欄的橋樑、地下道引道。其特徵在於混凝土護欄內側上緣有突出設計，上端面因安裝型鋼與支撐架而有高低差，提高攀爬站立的難度；且橫式型鋼與混凝土交接處的空隙小，腳不易伸入站上去，但仍可透光，而形塑出一種較安全且保有採光用途的護欄景觀。

「除了看橋樑護欄的外觀，我也看橋樑的排水孔喔！」在二〇〇九年一月某天，當爸爸開車載我經過基隆路一段的雙層高架橋時，發現這裡的混凝土護欄與民權大橋相同，其上端搭配了型鋼、支撐架或隔音牆，而沒有人行道的護欄，其下方所突出的路緣石，一邊設有將水經由排水管排到橋下的立體排水孔。經過多次路過的觀察，我發現此護欄的立體排水孔，較不易被散落物整個覆蓋，具有降低在下雨天時，不同於橋上平面排水孔要是被散落物整個覆蓋，在清除前會影響到排水效能的機會。

我覺得此型立體排水孔，除運用在橋上沒有人行道的護欄路緣石外，也可以運用在橋上設有人行道的路緣石，作為排水用途。「看來我小時候喜歡看水溝蓋，而逐漸對排水溝或排水管產生了觀察的興趣，這個習慣就一直持續到現在。」

「行車安全真重要！」我發現基隆路一段雙層高架橋，其護欄下緣突出的路緣石上安裝著立式圓形反光片，距離路面較近，並搭配混凝土護欄上緣突出部分，藉由天亮時段視線佳的自然光線，或視線較為昏暗時段開啟的車燈反射，產生立體感的光線，讓駕駛人在行駛時看得到護欄的存在，降低不小心將車輛自撞護欄側面的機會。

仔細觀察，找出推廣機會

「我覺得此款長方形型鋼式混凝土護欄，有持續推廣運用的機會喔！」因此可由相關人員研究將此款護欄，持續推廣到日後既有的車行或人車共用公路橋樑、公路地下道引道等路段，因安全等考量而有需要重建或改建護欄時；或是新建、重建、改建的車行或人車共用公路橋樑、公路地下道引道等路段的護欄上，甚至將型鋼、支撐架配件運用到建築物頂樓女兒牆等空間。

這樣做可因攀爬難度提高，而降低想不開跳下或意外墜落的機會；同時在護欄上端，沒有裝設非透明式材質隔音牆等牆體的地方，其高度也不會遮到成人欣賞橋外或建築物外風景的視線，並可搭配不同的色彩、材質或質感模式，建構出好的景觀空間。

至於橋樑護欄如果使用透空格柵型式，來塑造好的景觀時，可研究透過加裝安全護網等方式，維持採光並使人不容易攀爬，減少發生墜橋的危險機會。不論長方形型鋼式混凝土護欄、或透空格柵式護欄等型式，橋樑護欄可讓路過的人車，獲得應有的安全感。

這是我藉由現場觀察一件事物，及收看「新聞」等報導，並經過腦海彙集思考，所獲得的心得與感受。

觀看景觀與生活物品的感受

提到防壓防夾電動捲門及高架橋型鋼式混凝土護欄，還有其他和景觀與生活相關物品時，讓我感受到，材料或物品若能掌握到其安全性、實用性、美觀性，或許可以提高使用它的需求。

因此，我會透過拍照、畫圖、寫文章等方式，來表達我對景觀與生活物品的觀察感受。

二、欖仁樹的點滴：欣賞植物美感

就近觀察欖仁樹，體會四季變化

還記得我念高三時，班上教室正好在一樓，門窗兩旁都有綠意盎然的樹圍繞，因此在夏天時較為不熱；而到了冬天時，教室兩旁的樹葉都落到地上，也是另一幅美景，我期待某天，可以了解教室兩旁的樹種名稱。

「都還沒到圖書館查閱樹種名稱資訊，就先獲得知道答案的機會喔！」在一次課堂中，老師告訴我和同學，在面向講桌的左邊窗外，種的樹是小葉欖仁，而面向講桌右邊，門窗外走廊旁種的樹是大葉欖仁。我不禁好奇，除了夏日遮蔭、冬季落葉兩個特色之外，在季節的改變中，這些樹木是否還有我以前沒有注意到的變化？

到了第二學期，我常利用下課時間觀察教室兩旁窗外的小葉及大葉欖仁，有沒有長新的芽，果然發現它們逐漸長出綠色的嫩芽，展開新的一年成長。再過了大約一個月的時間，一邊的大葉欖仁葉子已經比小葉欖仁大好幾倍，那倒卵形葉柄短的葉子吸引了我的注意。

後來，我乾脆在下課時間到教室外的走廊上，漫步欣賞成排的大葉欖仁，並到圖書館閱讀與植物相關的書籍，查到大葉欖仁的名稱為「欖仁樹」，冬季葉子變紅落到地上後，還可作為泡茶的材料，至於小葉欖仁的樹型，滿像一棵棵的「雨傘樹」。

透過這次的觀察，我感受到植物為因應一年四季氣候或環境變化，而擁有不同的外貌呈現方式，真有趣。

從廣與深兩方面，認識更多植物

為了記憶如此多的植物名稱、長相、花果等特徵，我特地購買了好幾本植物圖鑑，其中以喬木與灌木為主。「除了虎尾蘭、彩葉草、欖仁樹等認識的植物外，我想要多認識些植物品種！」

於是當我翻閱書的內容，閱讀文字與圖片後，就會盡力的將其記憶到腦海中。除了原先較熟悉的虎尾蘭、彩葉草、杜鵑花、山櫻花、山茶花、大王椰子、榕樹、樟樹之外，陸續還記了白千層、楓香、流蘇、羅比親王海棗、火燄木、阿勃勒、木棉、鳳凰木、緬梔、台灣欒樹、黑板樹、馬櫻丹、金露華、紅葉鐵莧等喬木、灌木植物。

那時，我對植物的觀察，不僅對於國小時所喜歡的虎尾蘭、彩葉草深入觀察外，還專注許多類別、品種的植物。「哇！原來植物品種是如此多樣性的，努力多記一些吧！」

「看了書中的植物圖文後，有機會要到現場好好地欣賞植物的英姿喔！」於是當我到公園散步，望著園內許許多多的植栽，會習慣觀察這些植物的外貌特徵，然後推測其植物名稱，看有沒有答對。比如說，我望著那植物的葉子，覺得它長得像手掌似的掌狀葉，我會用手輕輕拍它，感受掌狀葉的質感，推測這植物可能是「鵝掌藤」。接著我繼續步行，看有沒有安裝植物名稱的牌子。走了幾步路後，看到植物的牌子豎立在這掌狀葉的前面，看到「鵝掌藤」三個字，這代表著我答對了，覺得好開心。

逛完公園後，我走到人行道上，欣賞道路上的樹與灌木叢，隨時用身上所帶的相機拍攝記錄，留下當時的回憶。若有我不熟悉其名字的植物，就拿著我拍的圖片去比對植物圖鑑，陸續查出了相關的植物名稱。「太好了，我腦海中記憶的植物名稱，越來越多了。」

有心觀察一棵樹，便能感受大自然

我陸續將記憶過的植物，除了名稱外，也將其科名記起來，例如，欖仁樹是使君子科、大王椰子是棕櫚科、金絲竹是禾本科、聖誕紅是大戟科、大花紫薇是千屈菜科等。

經過一段時間欣賞與記憶後，我腦海中大約記了超過一百種的植物。除了記名稱與科名外，我也仔細觀察植物的生長特徵以及季節變化。

以山櫻花為例，大約在每年一月到二月的時刻，於發芽長葉子前會先開花。在有限的開花期中，那粉紅到桃紅色的花綻放為美麗花樹景象，總是吸引我駐足欣賞。

當山櫻花漸漸凋謝後，綠色的嫩芽從樹枝上長出來，綠葉漸漸取代粉紅到桃紅色的花，呈現著不同色彩與質感的風貌。過了幾天後，粉紅或桃紅色的山櫻花樹，轉換為綠意盎然的樹木。

這時，山櫻花的小果實也漸漸成熟了，變紅色了，裡面有種子。有時會藉由鳥類食用其果實，並帶著種子來傳播，繁衍下一代。到秋天時，山櫻花的葉子又漸漸的凋謝了，變成了純粹欣賞樹枝之美的植物，等待翌年開花時刻的到來。我除了認識山櫻花外，又陸續從文獻資料中，發現「阿里山」種植了「八重櫻」、「吉野櫻」等品種，於是我又多記了兩種櫻花名稱。「哇！原來櫻花不只『山櫻』品種。」

此外，杜鵑花也有類似的現象，淡淡的三月天，好幾種色彩的花茂盛綻放，向過往的人招手。直到花謝後，又長了一批翠綠色的新芽，和原有較深的綠色葉子相呼應。

我觀察植物每一年來外觀的變化，以及逐漸茁壯的株體，感受到植物生長時的特徵是如此變化多端，也因為這一連串的變化，使周遭的景色跟著轉變，不管是街景或公園即景，在每個不同的季節，都有不同的色彩與景觀。

還有一些植物擁有不同的生長特徵，例如：有毒植物，可用眼睛欣賞，但不可用嘴巴嚐及誤食，以免中毒，例如：麒麟花、海檬果、大花曼陀羅等；有刺植物，欣賞它但可別任意去攀折它，例如：麒麟花、九重葛、玫瑰花等；蕨類植物，是藉由孢子來繁殖，例如：筆筒樹、山蘇花、腎蕨等。

像是虎尾蘭、亮葉朱蕉、黛粉葉等，則屬於觀葉植物，和其他以色彩花朵為主角的植物不同；而開花植物的花色，每個品種擁有不同的色彩，例如擁有黃色花朵的阿勃勒、紫色的大花紫薇、紅色的鳳凰木、白色的油桐花瓣，緬梔（雞蛋花）的花瓣則是白色，靠近花蕊處還呈現黃色，還有紅花花瓣的緬梔等品種。

千變萬象的植物品種，以及屬於它們的生長方式，讓我體會到大自然造物的力量是如此的巨大。

植物綠美化環境，創造優質生活

有些植物經過栽培繁殖，還會產生新的品種。光是蘭花的品種就有滿多種，當我漫步於蘭花的陳列區，常望著好幾種色彩的蝴蝶蘭，有時也會看到好幾種色彩的拖鞋蘭，讚嘆植物為空間創造出來的美感。

週休二日假期，有時我會到建國假日花市走走，望著廠商在高架橋下擺放諸多盆景，和橋邊分隔島上所栽種的植物相呼應，感受到都市綠化所帶來的舒適空間。

在炎熱的夏天，漫步在敦化南路誠品敦南店，在進入書店閱讀書籍前，便能感受到林蔭道路下的人行道空間，比起烈日直射的人行道上，有較為涼爽的感覺。這些經驗讓我切身感受到，無論在都市或鄉村間，不管是道路、公園、學校等空間，進行景觀綠美化，並在適度的場地種樹遮陽，不但能提供民眾乘涼的空間，也可讓民眾於戶外活動時，感覺更加舒適。

我覺得種植植物不只是達到綠化空間，還具備美化空間的效果，因為有些植物的花、葉、果實，其特有的顏色點綴著綠色的植株，更具有色彩搭配之美。而且，在不同的季節中，透過不同植物的開花色彩與樣式，也讓人們隨時都可以欣賞植物的生長之美。

「我除了欣賞植物的生長之美外，也會欣賞植物在空間的配置之美。」植物在空間的配置，可透過大自然或人為的力量，展現其配置的美感。而人為的植栽配置，有時就會透過植物選種、植栽設計及搭配周邊環境等方法，展現出不同樣式的風格。

此外，植物還可在白天進行光合作用，吸收二氧化碳釋放氧氣，淨化空氣品質，並過濾污染物質，並成為鳥類等動物棲地或遷徙廊道。

經過這些觀察，我體會到種植植物可帶來視覺的美感，呼吸較為新鮮的空氣，欣賞鳥兒在樹上的活動英姿，聆聽牠們的叫聲，體會這些讓周遭環境更加美好的大自然元素。

於是，我喜歡觀察植物，會透過拍照、畫圖、寫文章等方式，來表達我對植物的感受。

三、回憶彩虹公車與對公車的觀察

從小開始，我喜好觀察交通工具、道路、場站等設施，包括小客車、廂型車、貨車、遊覽車、軌道車、船、飛機等，尤其是「公車」。因為在求學過程中，有很長的時間裡，我是靠搭公車通勤，因此對於公車的觀察，更是瞭若指掌。

「念幼稚園時，當我和家人搭公車去逛街，在車上發現前門旁有駕駛，後門旁還有位車掌來服務乘客；但是念國小時，車掌好像已經裁撤了，只剩前門旁的駕駛來服務乘客。」而從國小三年級開始，爸媽讓我自行搭公車上下學。「哇！原來公車的營運環境，也會隨著時間來做調整。」

我覺得，自己搭乘公車時，可以靜靜的觀察公車內的車廂空間、乘客動態、駕駛的開車習慣，以及車窗外不斷隨車輛前進而變化的景色等，也可以自己決定是否要多等一點時間，以便搭乘不同客運業者的班車車型，感覺非常有趣，而培養起仔細觀察公車的習慣。

也就是從那時起，我對觀察公車的興趣更加濃厚，不論單獨或和家人、友人搭乘時都不忘觀察。除了親身體驗外，也透過報章等文獻來觀察。在台灣，尤其是台北，公車系統非常發達，搭乘人數相當多，因此公車車體設計是否穩固、駕駛技術是否精良，都與公共安全息息相關。

身為一個資深公車族，我自認對公車的觀察相當入微，也想繼續深入研究，希望日後能為維護通勤族安全盡一份心力。

彩虹公車上路了！

在小學三年級時，令我印象最深刻的大型公車，是台北市公共汽車管理處首批引進車身上漆有紅、黃、綠、藍四色，圖騰造型像彩虹的公車。「啊！彩虹公車，我真想上車親身體驗，搭在彩虹上面的感覺。」

它那活潑的色彩吸引我的注意，每次在公車站等公車處的班車時，好希望能搭到「彩虹」。當我如願搭到這型公車時，總是感受到種種新鮮感。在我仔細地觀察中，發現與早期上路的公車相比，彩虹公車的不同之處在於：引擎從前門旁移到車輛的後端，使得前門處的走道較寬敞；且後門也加寬，讓乘客上下車較方便。而前擋風玻璃面積也加大些。「因此，當我坐在座位上欣賞前方的窗外景色時，感受視線更為廣闊。」

在國小四年級時，我發現公車處又引進了一批彩虹公車，這批彩虹公車的前後門、玻璃面積又更加大了些，且我觀察到，這前後兩批上路的「彩虹公車」分為「普通公車——無冷氣」與「自強公車——有冷氣」的車款。我滿喜歡搭乘彩虹公車，於是回家後，拿著白紙、厚紙板、色筆、膠水、白膠、剪刀等材料與工具，製作起彩虹公車的紙模型。

到了國小五年級，公車處再進了一批彩虹公車，這回全都是冷氣車。到了國小六年級，公車處繼續進了一批新的彩虹公車，座位是絨布座椅，坐起來的感覺滿舒服的。因此我在國小三到六年級，每一年都在留意街上「彩虹公車」的動態。

當我在念國中及高中時，公車處又陸續引進匈牙利公車、韓國大宇公車，車身仍保有彩虹圖案，只是線條較細，看起來更袖珍。「我想，公車處日後上路的新車，車身上還會不會有彩虹圖案？」

「過了幾年後，答案出來了，我發現公車處引進三十輛，領牌為AH-8XX車號的低底盤公車，車身上沒有彩虹圖案，覺得好可惜喔！但沒關係，好好地欣賞新妝。」此款車的車門處沒有階梯，使乘客上下車較方便，但車身換了新的塗裝與色彩和大家見面。

隨著一年一年的過去，穿梭於街上的彩虹公車，車齡越來越高，陸續屆齡進行汰舊換新，逐漸退出大台北區域公車的舞台上，使得我在念國小到高中時所上路的彩虹公車，只能在報章網頁及自製的紙模型、蒐集到的圖片或自行拍攝的照片中欣賞，或透過我的腦海印象中來回憶了。

愛屋及烏，公車周邊設施也在觀察之列

我仔細觀察公車的習慣，沒有因為「彩虹公車」的退場而淡化掉，仍持續觀察數家客運業者上路的公車車型。除了觀察公車車體之外，我也觀察公車站牌、路線圖、跑馬燈、售票亭（已走入歷史）、票卡、驗票機等和公車相關的設備，感受到公車是與民眾息息相關的大眾運輸工具，更需要有良好的交通系統配合，才能徹底發揮營運效果。

自從我念高中開始，除了習慣觀察公車的外觀與內裝，將其記憶到腦海之外，也開始拿相機拍攝公車。在白天，當我漫步於人行道上，有時會停留一會拍攝公車，掌握藉由公車外觀搭配背景環境的配置，一種動態結合靜態物體的取景，念大學開始時而會拍公車內裝，拍出讓我滿意的公車圖片，強化拍照技巧。

「我在觀察公車時，除了看車廂內外空間，也看文字或數字。望見每輛公車的車牌與車身上，都有車號，有時會記下來喔！」因為藉由記車號的習慣，可讓我的腦海，對數字及英

文字產生更深印象，並觀察台灣公車的領牌情形。我習慣將記下的公車車號或路線番號的阿拉伯數字，運用到記憶要較常連絡的電話號碼等用途。

在搭公車或捷運等大眾運輸時，我也會觀察車廂內的色彩、設備配置，例如座椅、扶手、拉環等，看看這些設施是否便於使用，尤其是老弱婦孺使用時是否安全合用。此外我也會觀察沿途窗外景色的變化，順便記路與記在地環境的街廓，觀看車廂內外乘客的動態景觀，不論是擁擠的，還是較空的車廂或車站空間，我都持續的觀察。

例如，我在文化大學念書期間，經常搭乘公車上下學，因為每天課程時間不同，因此上下山的時間也不同。有時我可以搭到有座位的班車，欣賞車內與窗外的景觀；但有時我得和其他乘客用擠的像沙丁魚般的感覺，站著搭車上下山，還會遇到車上乘客多到上不了車，要多等一班甚至好幾班，才上得了車的處境。而且當我在傍晚坐公車下山時，到了華興中學或是嶺頭等路段，有時還會遇上塞車，印像中塞最長的一次是回堵到陽明山國小，而且還是用站的下山，要過了至誠路口，才能離開塞車的路段，雖然搭得辛苦，但我利用這個時間，觀察公車內外的環境，例如，乘客動態、對向路過的車輛等。

在上車前或下車後，我也會留意車廂外觀的特徵或色彩、鐵公路車站或公車站牌的環境、及候車或搭車時留意自己與他人的安全。「例如我喜好觀察捷運車站的月台門，來了解其景觀、安全、實用性。若在車內遇上緊急且需疏散時刻，能從容不迫地透過自動或手動開啟的車門及月台門逃生。」因此當我在搭乘大眾運輸車輛時，覺得也是在進行一種類似看圖說故事的生活體驗，將搭車時所看到的人事時地物等景象，記憶到腦海中。

參加新車鑑賞活動，加深印象

「我在公車論壇區看到網友留言的訊息，可以到公車場站欣賞新車喔！」於是大約在二〇〇八年十一月到十二月間，我到三重客運迴龍站，參加新車鑑賞活動。除了到站場看新車外，也參加過新車發表會活動。當我在新聞看到首都客運低地板公車上路將至，為了知道活動時間與場地而順利參加，於是我打電話詢問首都客運，在二〇〇八年六月及十二月，分別到中正紀念堂與國父紀念館廣場，參加首都客運低地板公車新車發表會活動。

「步上新車參觀囉！」這次是靜態的參觀，有別於大多是在營運的公車上觀察模式。不用擔心公車會開走，因此我靜靜地觀看車廂內外環境，還會和在場的公車同好，或不忙碌的客運服務人員談話，覺得欣賞公車也是滿有收穫的，還拍了好幾張的照片。

「活動告一段落，新車要離場囉！」由於參加鑑賞或發表會活動的公車，除了在三重客運迴龍站，屬原站的路線公車不會開走外，其他公車要開回所屬路線的場站，因此一輛輛的新車，陸續駛離活動現場，有時還會形成一幅「車隊」景觀。「這個影像真難得，我拿起相機記錄吧！拍出屬於自己的公車攝影作品。」

參加公車彩妝活動，感受深刻

「在首都客運官方網站看到耶誕彩妝公車活動啦！」除了搭乘公車外，我也想要布置公車，使作品隨著駕駛載客，讓更多上車的乘客，欣賞到我的手藝，因此在二〇〇八年與二〇〇九年的十二月，我報名參加首都客運於聖誕節前兩周的周休假日，所舉辦的耶誕彩妝公車活動，並挑選位於經貿站的21路公車來布置。

二〇〇八年，我布置153-FL車門處有三個階梯的公車，二〇〇九年布置169-FQ車門處無階梯的低地板公車。

在這兩次彩妝公車活動中，我除了盡力將公車布置得帶有耶誕節氣氛外，並在站務人員為我拍照留念時，進行了一些對話。

站務人員說：「您一個人布置公車呀？」

我說：「對呀，一個人布置雖然比較辛苦，但完全靠一個人的創意，可提供乘車者在耶誕節前夕到元旦間，大約有三周的時間可以欣賞。當然，有的路線公車不只由一個人布置，而是多人合力布置公車，彰顯出不同風格之車廂空間。」

站務人員說：「到時駕駛把這輛車開出去載客，會有滿多乘客欣賞到您的作品。」

我說：「那我會盡力將車內空間布置好，讓乘客有較好的感受。」

站務人員說：「加油！」

我說：「謝謝！」

當我布置完成後，駕駛開著這輛耶誕公車載客，我的作品可以被搭這輛車的乘客欣賞，內心覺得好高興。

參與這兩次耶誕彩妝公車活動，我深刻地感受到在布置公共空間時，需要以較客觀的方式來思考。與在家製作紙模型或室內空間裝飾相比，布置公車要考慮的因素更多，例如車內溫度、濕度、乘客數量等，希望能提高裝飾品的持久性。

為了參加二〇〇八年的彩妝活動，我在採買耶誕飾品時，便思考在彩妝公車整體活動結束之後，裝飾品可以拆卸下來，帶回家好好收納，以供來年之用，達到資源重覆使用、不浪費的目的。

為了達到這個目的，在規劃布置內容與採買用品時，挑戰性就提高了，但呈現出令人驚豔的效果，成就感也油然而生。在二〇〇九年的彩妝活動中，部分裝飾品是新買的，部分便是重覆使用二〇〇八年的。

當二〇〇九年的彩妝活動告一段落後，我再度將拆下來的裝飾品帶回家，部分收納，部分裝飾於房間內，日後若再參與耶誕布置活動時，這些裝飾品仍可重覆使用。

透過參與這些活動，及與站務人員的對談，讓我感受到開車的環境安全與舒適的重要性。司機一趟車程要面對許許多多乘客，必須將行車安全做好，並提供優質的服務品質，讓乘客能平安的抵達目的地。

對我來說，觀察公車是一件有趣的事。

四、研究手搖式車窗與後握式手拿鏡

手搖式車窗與後握式手拿鏡，是我在家裡可以隨時操作的物品。也因為可以就近操作，因此我絞盡腦汁，觀察與研究如何將它們發展為可在家裡等空間使用的產品。

喜歡搖汽車手搖窗

從小時候開始，我對手搖式汽車玻璃窗非常著迷。

印象中可用手動操作的汽車玻璃，在幼稚園到國小三年級期間，使用自家轎車前座，或後座手搖窗鼓手搖玻璃的經驗，不同於一般玻璃窗開關的方式，是用手將玻璃窗推到另一端，或推射窗的向外推開，除了藏到有單面或兩面的壁面空間設計外，仍可從單向或雙向，看得到這一片玻璃窗的存在。

但汽車手搖窗玻璃，在我握鼓手進行轉動時，玻璃會下降滑入兩片鋼板中的空間，反方向轉動鼓手時，玻璃又會從兩片鋼板中升起來。因此我發現玻璃露出的面積，時大時小，當前座車窗全開時，玻璃會完全滑入兩片鋼板中，看起來好像沒有玻璃的存在，滿有趣的。

念國小三年級以前，家中的轎車前後座都是手搖窗，但那之後，換了一輛前座是電動窗，後座是手搖窗的轎車，因此我只能在後座搖車窗，少了在前座手搖車窗的樂趣。於是，我有時會玩前座的兩扇電動窗，沒想到有一天，我居然玩壞了其中一扇電動窗，讓爸爸還得開車到修車廠花錢維修，真掃興，我不要玩前座的電動窗，要搖後座的手搖窗啦！

後來我上了國中，家裡再度換了一輛轎車，前後座都是電動窗，「哇！沒機會隨時享受手搖窗的樂趣了，好可惜喔！而且我不要玩電動窗，因為玩電動窗，可能潛在著被夾到，及故障無法操作的風險。」只好等待陪伴家人搭乘計程車，或陪伴家和朋友一同出遊，朋友也有開車時，若他們的轎車有手搖窗，而且我能坐上這輛車，才能重拾享受手搖車窗的樂趣。

隨著我從國中念到高中、再念到大學，新款車輛陸續上市，部分舊車也陸續被淘汰，而轎車等小客車，前後座車門（共四門）皆為電動窗的比率越來越高，使得我使用手搖式車窗的機會也越來越少，但我仍懷念那種手搖車窗的感受。「真希望手搖式車窗不要走入歷史。」

手搖式玻璃車窗搖窗機

念研究所碩士班時，我上網找到離家較近的汽車材料行，並請朋友用貨車帶我過去，選購已報廢的手搖車窗車款。

在詢問店家，並現場試搖幾片，自已報廢車輛所拆下的車門手搖窗，找出可正常全開或全關的車門後，我買了一對已報廢的中華威利系列白色貨車前座車門，一片是駕駛座的，另一片是副駕駛座的，擁有較大面積的廣角後視鏡全開手搖窗。朋友用貨車將我及這對車門載回家，我把它擺放在儲藏室，並用櫃子、裝滿東西的盒子等倚靠物、支撐物，將這兩片車門立起。此刻開始，又可以隨時感受手搖玻璃車窗的樂趣。

這款車門，當車窗全開時，在後視鏡附近的下凹處，仍會露出一小塊玻璃。

在家進行幾天的搖窗玻璃檢視後，我發現，這兩片車門的既有透明的多邊形玻璃，有刮傷的情形，影響到我搖窗的觀感，因此又請朋友用客貨兩用車載我，帶著這兩片全開車窗的車門到汽車玻璃行更換玻璃。

換好玻璃，仍不貼有色貼紙，讓玻璃保持原有的透明模式，隨後朋友再用原車載我及這兩片全開車窗的車門回家。「換到了沒有刮傷痕跡的全新玻璃，我好高興喔！」我將車門放回家裡儲藏室，並在車門廣角後視鏡外側，以厚紙板等材料切割組裝軌道，並到玻璃行割兩片平面鏡子。

在搖窗的時刻，我將平面鏡裝到廣角鏡外的自製軌道上，讓反射影像較為真實不縮小，並布置好背景場地後，開始享受搖窗的快感。望著時而全開時而全關，或升降到不同高度的玻璃，我享受到搖前窗玻璃的樂趣，及在後視鏡中，我的臉部影像時而被玻璃遮住，時又沒有的體驗，還可觀看搖窗時玻璃反光的情形。「半開的車窗，玻璃上面與斜面邊緣是無邊框的，讓我覺得搖窗滿有趣的。」

此刻，還可藉由搖車窗鼓手時，進行手腕運動。在屋內搖窗不用擔心室外下雨，任何時段都可以使用鼓手搖窗，欣賞玻璃升降的景象，及搖窗時帶給我的樂趣。

當不使用搖窗機時，我習慣將這兩片車門的車窗全開，以維持搖窗機後方儲物空間的空氣流通。

觀察與研究公車內前門旁的平面後視鏡

除了研究手搖式車窗如何發展為室內搖窗機，我也研究公車內前門旁的平面後視鏡。在我搭乘公車的這麼多年時間裡，曾經發生過幾起小小的意外，雖然不嚴重，卻讓我更加注重乘客在乘坐公車，及上下車時的安全。公車是大眾運輸系統中相當重要的一環，如果在安全措施上做得完好，乘客搭乘公車可望更為安全舒適。

其中一個能為公車安全把關的細節，是設置在車廂內的鏡子。其中在部分擁有前門與後門的車廂內，前門旁安裝了一片平面後視鏡。

「我覺得，如果這面車廂內的平面鏡子，除了供駕駛後門後視外，在車廂內還有其他用途，並能運用到居家用品上，成為一鏡多用途的物品，那該多好啊！」於是我積極投入觀察與研究。

回想搭公車時的小插曲

望著台灣擁有前門與後門的公車內，前門旁安裝的一片平面鏡子，我回想念大學期間，在台北搭乘公車時曾經發生過兩段難忘的小插曲。

一次是我正準備要下車，在前門處刷票卡時，後面有位要下車的乘客不小心往前撞到我，讓我站不穩，差點跌倒。而當時我尚未觀察車廂內前門旁，是否有安裝平面後視鏡，及運用此後視鏡後視的習慣。

另一次是我從後門上公車，走道上都是站立的乘客，在那擁擠的公車上，駕駛可能因看不到後門的情況，就這麼關上後門，夾到我的側背包。

雖然當時我大聲喊：「夾到包包了！」但車上的乘客太多，嘈雜的說話聲讓駕駛聽不到我的呼叫，就這樣，我的側背包被後門夾住往前行，直到下一站，駕駛開啟後門讓乘客上車時，我的側背包才得以脫困。後來我由前門下車時，發現這輛公車內前門旁沒有安裝平面後視鏡。

這時我的腦海在想：公車內前門旁應該要有相關的平面後視鏡配備，提供駕駛方便地觀看、後視後門的情況，保障自後門上下車乘客的安全——因為被夾到的只是我的側背包，如果有人剛好由後門上下車，身體卻被關閉中的車門夾到甚至夾住了，那是多麼危險！

真希望這種保障安全，一鏡多用的平面後視鏡，安裝在公車內前門旁的普及率，能持續提高。

照鏡子時的插曲

我除了搭公車，曾發生過難忘的經驗；在家使用手拿鏡，也曾發生過難忘的經驗，念大學時，某一天在家拿著手拿鏡照自己，但一時沒握好，從我的手上自由落體摔到地上，鏡面裂成兩半黏在鏡框上，我只好拿著銀色反光膠帶貼，避免被割到，但已在鏡面上留下痕跡。

「修不好啦！於是我收到櫃子內保存，並提醒自己要小心使用喔！」然後我再買了一個新的有蓋折疊鏡，放在包包裡隨時使用，沒想到某天，我在家自包包拿出折疊鏡來照，卻發現鏡面裂成兩半，可能是我在坐椅子時，不小心坐到包包，壓裂了摺疊鏡，乾脆把它連鏡框一起丟了。

「看到隨身鏡被我弄破裂，不想再使用手拿或隨身鏡來照。」因此每一次要照鏡子時，選擇到浴室，但插曲又來了。某一天我照例到浴室照鏡子，但沒留意到地上有點水，我就這樣滑倒在洗臉台前，屁股跌坐到地上，雖然沒有受傷，但覺得好掃興，「照鏡子時還不小心滑倒，那乾脆偶爾再照吧！」於是我開始不習慣常照鏡子，並告訴自己：「若需在浴室照鏡子時，要先留意好周邊環境後再照，可別滑倒喔！」

這時我的腦海不斷地想，是否可尋找出仍擁有著方便，可近距離欣賞完整頭臉，而且以手握拿時，更不容易自手上滑落的手拿鏡，因為我真想隨時可以欣賞自己的頭臉影像。

在公車內觀察前門旁的這片平面後視鏡

在研究所碩士班畢業後，我仍有搭公車的習慣。二〇〇七下半年某天，我在台北搭乘大都會客運２８７路，一輛車號49X-AD擁有前門與後門的中低底盤公車，在快抵達要下車的公車站時，我從座位站起來，向前門旁刷悠遊卡的機器方向走過去。

我站在悠遊卡機前約一～一點五公尺的距離，當眼睛望著擋風玻璃外的景觀時，也發現右上角車板上，即車內前門上方車門控制箱旁邊，安裝了一片帶著斜邊無框風格，兩側有彎角鋼片、保護墊片夾住的鋼架長方形平面小鏡子，反射出我的真實、清楚頭臉影像，看起來就和我到相館拍的大頭照相類似，只是橫向面左右相反的影像。

累積多次在前門等待下車的觀察經驗後，我覺得這片平面後視鏡，對於由前門下車的乘客來說，有保障安全的作用。我在前門旁刷卡機、投幣機旁轉角附近的空間，不需大幅度轉頭，就可從鏡中真實清楚地看到跟隨在我後面、要下車的乘客是否與我保持距離，可降低被不小心碰撞，甚至被撞倒的風險。少了這一層顧慮，便可轉身觀察車門外有無其他人、車經過，若無則安全地由前門步出公車。

當我熟練如此的步驟之後，由前門下車的程序變得更順暢，觀看平面後視鏡讓我不需大幅度回頭看後面，較為省力。這鏡子雖然小，卻能立大功，而且每輛公車的照射角度，有點差異，似乎擁有可調角度的功能，但並非每輛公車都有安裝。

若我搭到前門旁沒有安裝平面後視鏡，或平面後視鏡面積明顯比49X-AD車內小的公車時，只好選擇大幅度回頭看後面跟隨我要下車的乘客，這時我的腦海想著：「要是每輛公車，能在前門旁安裝面積足夠的平面後視鏡，將方便下車乘客直接從鏡中後視。」

我對這片平面鏡子，留下了深刻的印象，覺得駕駛與乘客都可在安全、適當時機善加利用。因此當駕駛將公車停在停車格內休息時，可善用這面車內平面後視鏡，欣賞或整理自己的臉部儀容，等待下一趟發車迎接搭乘乘客。「我覺得公車駕駛，若帶著好的或乾淨的臉部儀容開車與服務，乘客可望有好的搭乘感受，公車駕駛也可望有好的駕車感受。」

公車內前門旁的平面後視鏡，我想要擁有

我發現，這面長方形的斜邊無框平面後視鏡，擁有其美感，除了安裝在公車內，也具備在家使用的機會。我真希望家裡擁有這面鏡子，隨時近距離來欣賞自己的頭臉，於是深入觀察，尋找取得的機會。

二〇〇八上半年某天，我瀏覽首都客運網站，看到該公司曾在幾年前舉辦過送舊迎新拆車活動的網頁中，有來賓拿了從即將報廢的公車上拆下來的後視鏡，感覺資源具有可重覆使用的效益。

由於我當時忙於學校課業，未留意到有此活動訊息，而抽出時間報名參加，「好可惜啊！要是能報名且順利參加的話，或許還可要到自將要報廢的公車上，所拆下來的平面後視鏡，因為我想要擁有這片鏡子在家使用啦！」於是打電話聯繫首都客運及相關車體廠等廠商，終於在大客車材料行購得此款平面後視鏡。

「太好了！當我擁有了這片公車鋼架平面玻璃鏡後，覺得非常地高興，因為在家照鏡子可望更加方便啦！」這時我開始絞盡腦汁地思考，如何把它發展為家中方便使用的物品。

在家使用與研究，將公車內的鏡子作為居家用品

我在家以尺測量，發現這款無邊框的長方形平面鏡，鏡片長約十五點二公分，寬約三十

點三公分，其厚度約五公釐厚，斜邊最薄處至少約三公釐或大於約三公釐以上厚度。至於斜邊寬度，我在家量測與推估公車內所安裝的，大約介於七～十五公釐不等。

「描述了大約尺寸後，來看此款鏡子的配件。」我發現在鏡子背面有個鋼T架與鋼球，可進行角度調整；T架上有兩個洞，可吊掛或以螺絲固定使用。而夾住鋼球T架、保護墊片與玻璃鏡片的兩個彎角鋼片，在鋼球處有三組螺絲帽鎖固。「拆拆看觀察吧！」

這時我拿了螺絲起子與老虎鉗，將彎角鋼片、鋼球T架、螺絲帽組件、玻璃鏡子保護墊片拆解後，再重新組裝。讓兩個彎角鋼片，藉由螺絲帽組件鎖上，以力學原理，夾住鋼球T架、保護墊片與玻璃鏡片，以便繼續握拿使用。於是我發現這面鋼架鏡子，要是有部分配件損壞時，只需更換局部配件，例如，同規格的玻璃鏡片、鋼球T架等，無需整個更換，使得未損壞的配件得以繼續使用的環保訴求。

「要照鏡子了。」我從鏡背鋼球處包上小方布，以單手輕鬆地舉起握拿，鏡面邊較不留下手指捏觸的手紋，這是「後握式手拿鏡」。以兩個彎角鋼片，搭配三個螺絲帽組，以適度力道鎖緊鋼球T架、保護墊片與玻璃鏡片，不但可調整T架角度，且握拿時此鏡子不易自手中滑落。

「我要維持鏡面的清潔，以照到清楚的影像喔！」因此當我清潔此鏡子時，會以小方布來擦拭。在白天天氣好時，我會對著採光佳的窗戶前，拿著後握式手拿鏡照，運用自然光線照亮我的臉，欣賞臉部的表情，還可少開燈，達到節約能源的訴求。

「我要在家透過鏡子，來觀看自己後面、頭頂或臉部兩側的髮型啦！」以搭配身後的大鏡子，眼睛望著這面手拿鏡子，成為兩面鏡原理的方式，並移動手上這面鋼架鏡子的角度或位置，眼睛對好焦，即可從這面手拿鏡中，看到正面或側面的臉貌、髮型，也可同時看見手拿鏡反射大鏡子中所呈現的頭部後面、頭頂髮型，或側面的臉貌、髮型，真方便。於是我除了在理髮廳理髮時，面向前方鏡子觀看理髮師，手拿另一面鏡子照後面髮型外，多了即時觀看的便利性。

「對著鏡子做做臉部運動吧！」我拿著此鏡子觀看適當力量之臉部（包括笑容、眨眼、轉眼球等）、頸部（包括轉頭、抬頭等）運動，同時進行適當力量及姿勢之手部運動，活動臉部、脖子、手部筋骨。「當我轉頭時，手上握拿的鏡子也跟著移動，來持續觀看頭臉影像，覺得在家使用後握式手拿鏡，機動性高，是一面居家的行動鏡子，在書房、臥室、客廳使用這面行動鏡子都滿方便的。」

當「後握式手拿鏡」不使用時，我運用鏡面朝下、鋼架朝上的方式收納，放在桌上壓紙張與書本，使得紙張較不會被室內開啟電風扇，所產生的風給吹落，書本頁面亦較不會隨風飄動。

我拿著行動鏡子，運用坐或站等姿勢及所在位置、方向，不論直用、橫用或斜用皆可；

以後握式拿法，手指不會遮到鏡面的視線，且手還可移動鏡子的位置與照射角度。「照起來像一張擁有背景，例如，我房間內的擺設品，且對好焦使得頭臉可全入鏡的動態大頭照片，直用還可看到穿著的衣領，像半身大頭照的感覺。」

為了動腦思考更為環保，無需因鏡面掉銀而更換整面玻璃的手拿鏡子，我測試在透明玻璃，黏貼防爆隔熱紙等鏡面貼膜，並測試靜電貼貼膜，研究可重覆張貼鏡面膜的後握式手拿鏡，即可在家自行組裝。

我覺得有如此多種用途的鋼架後握式手拿鏡，或許有推廣到市面上使用的機會，及搭配裝飾品或周邊配件的空間。並可持續在居家握拿、裝設，或安裝在台灣公車內前門旁使用。成為一種環保、永續使用、多元用途的產品，我滿挺有興趣試試看。

使用後握式手拿鏡後，我重新習慣常照鏡子，包括浴室內的，及其他型式，不論是小型、中型或是大型的平面鏡子，每天適時從鏡中欣賞自己。「因為我想透過照不同型式的鏡子，來欣賞自己外貌的感受，及觀察、思考鏡子如何搭配設計及安全使用等課題」。研究所碩士班畢業的我，已習慣面對鏡子中的自己，也習慣被拍照記錄的動作。「因為我要隨時提醒、勉勵，關心自己的外貌喔！」

仔細觀察與研究的感受

在設計的領域中，鏡子與玻璃製品的運用本來就是一大重點，它們可以增加採光度，也有擴大空間等效果，隨著新產品問世，功能也愈來愈多。而手搖式車窗是在電動窗尚未普及前，車輛若使用上下式移動車窗玻璃時會使用到的設備。

不過，我對這類產品的其它用途開發構想，仍著眼在利用它們的功能，使人們的安全得到更多的保障，且將多種用途集於一身，達到一物多用、節約能源與資源等效果，這是我專注於有興趣事物的特性所在。

雖然還有些周邊配件或裝飾品，仍在研究中，使得目前的進展較為放慢，但我依舊熱中於觀察與親手操作，希望有一天，因為我的執著性格，能研究出好用的產品，例如「手動式搖窗機」、「後握式手拿鏡」等，讓更多人覺得在屋內使用手搖窗與照鏡子，可以更加方便。

「對手搖式玻璃車窗與後握式手拿鏡如此專注，正好突顯出我小時候，曾是一位肯納自閉症者，擁有著對某些事物細膩觀察的習性。」隨著我的年紀成長，透過學習等方式，逐漸克服肯納症的枷鎖，但仍保有專注觀察事物的習性，這是我的特點。

五、喜好寫作，企劃事物

從小，我喜歡提筆畫圖，但是念幼稚園時，我想要用ㄅㄆㄇ等文字，來描述我的圖畫，因此我開始在圖畫上提筆寫字。

從圖畫上寫到格子或空白紙上，從ㄅㄆㄇ寫到國字，從簡單的字詞寫到一整篇的文章，我持續地絞盡腦汁思考，如何將文章寫得完好？因此培養了閱讀的習慣。

藉由寫文章，再將自己畫的圖畫相結合，我可以輕鬆地解釋這張畫的意思，讓閱讀者了解我繪畫的動機與內容。於是，寫文章成為我的興趣。

從國小到高中寫作文的感受

念國小時，我除了畫畫外，上國語課時，有時老師會教同學寫作文。當我看到老師在黑板寫作文題目時，覺得是一種挑戰。

我在作文格內寫文章，除了練習詞語或句子的流暢度外，也練習字的美感，減少整排寫歪和錯別字的發生機會。我喜歡寫遊記，因此比較擅長寫記敘文，至於抒情、論說或議論文，則是在國小到國中期間，不斷地練習，還要面對不同的作文題目，臨場寫出對應的文章。

念國中時曾發生過文不對題的作文，抱了一顆鴨蛋，讓我更加努力在作文的經營。這次文不對題的作文，是我在念國三時的一次模擬考，將「等與做」的做文題目意思弄錯，而發生的結果。

當時拿到考卷，我將「等與做」的作文題目，想成要用平等的想法去做事情，寫了一整篇的文章。交卷後等待成績公布。當成績公布時，我發現作文居然拿零鴨蛋，為什麼會這樣，於是我問媽媽。

媽媽告訴我：「等與做」的意思是等待與積極的做。當你做一件事情時，是要等待一下，還是立刻去做，用這樣的觀念來寫一篇作文。於是我了解，原來我誤解作文題目的意思，而文不對題。

遇到這次的挫折，沒有關係，於是我閱讀關於寫作文的文章，讓腦袋多吸收寫作觀念，以便在升高中考試國文考科作文題及日後在寫作文時，較能適應需要多思考一下的題目，盡力地寫出一篇內文對題的文章。

念高中時，我除了寫中文的文章，在上英文課時，有時老師也讓我和班上同學，寫英文的文章。因為升大學的考試，國文與英文都有作文題，因此要努力地準備，方可在學科考試中順利地寫國文與英文考科的作文，也可以運用在書寫推薦甄選的自傳、作品集等在文字表達部分的內容。

念大學與碩士期間的寫作

這時我在設計課等作業，要經常書寫文章。而考試時，申論題也是要書寫文章回答，因此念大學與研究所碩士班期間，寫文章成為我的家常便飯。

「設計課作業，大圖部分就是文章與圖片相結合的成果。」包括基地分析、設計構想等，還有平面配置圖、剖立面圖、透視圖等圖面的文字說明、植栽表等，都要透過文字敘述，彰顯出我的設計內容。

「除了用手提筆寫文章外，我也常用電腦Word軟體寫文章。」因為用電腦寫文章，除了運用在課堂作業報告、設計課大圖文字說明浮貼到全開的海報紙外，也方便畢業設計報告書或碩士論文書的製作，省去手寫稿轉化為電子檔製版的時間。雖然已常用電腦寫文章，但我仍會用手提筆寫文章，盡力將文字寫得工整。希望即使未透過電腦，也可以用手寫的方式寫文章，讓閱讀者了解我要表達的內容或資訊。

研究所碩士班畢業後，我仍持續寫文章，且擅長用中文撰寫。

讓其他人閱讀到我寫的文章

我除了寫文章，如何讓文章可以讓其他人閱讀，也是我思考所在。於是我曾經投稿肯納會訊及國語日報，希望將自己的文章讓其他人閱讀。後來，部分文章被刊出來，讓我覺得高興，因為我的文章可以被其他人閱讀啦！

除了投稿，在網路發達的時代，只要願意耕耘，每個人都有發聲的舞台。

這幾年來，經營個人部落格成為一種潮流，只要找到合用的平台，經過會員註冊等程序，就可以擁有自己的部落格，發表文章，陳述個人的意見，或者宣傳個人的看法或想法、抒發自己的心情，分享自身經驗等資訊。

「我想要寫部落格文章，但是在撰寫前，先閱讀其他部落客寫的文章，以吸收經驗吧！」於是我利用字串搜尋等方式，閱讀了好幾個部落格的文章，有騎單車、旅遊、美食、生活點滴等訊息，還發現可以存放照片電子檔供大家閱覽的相簿。

當我看到網路上各式各樣的部落格或網誌文章，幾乎什麼主題都有，並欣賞到好多種部落格的背景風格、文章分類等架構，就覺得這裡是一個很好也很適合我的表達機會。我可以在獨立作業的情況下，介紹自己對肯納症的訊息發掘，分享成長過程與生活的點點滴滴，特別是對事、對物的觀察心得，一方面可以做為個人紀錄，另一方面則有機會與網友交流，或許可因此激盪出新的想法，那麼，自己也來成立部落格寫文章吧！

於是我在二〇〇七年十月左右，於Yahoo部落格平台，成立了屬於自己的部落格，當起部落客，開始寫部落格文章。

成立初期，我透過部落格編輯等功能放了幾張照片，寫了幾篇文章，但前來瀏覽的訪客少，於是開始思考如何充實部落格內容，好讓網友能透過字串搜尋等方式，到我的部落格首頁或文章等頁面瀏覽閱讀，因此如何增加瀏覽量，是我努力耕耘的地方。

將自己的部落格文章與圖片加以充實

於是我持續逛其他人的部落格，參考他們的文章內容、版面配置，並購買了關於經營部落格的書，以充實腦海中的知識與常識。

在研讀之後，找出我可以經營部落格的方向，於是繼續撰寫部落格文章，並持續上傳自己拍攝或擁有的照片電子檔到部落格相簿中，來編寫帶有圖片的部落格文章，體驗即時寫作的樂趣。

我運用Yahoo部落格，持續的調整文章定位，以「一位肯納自閉症過來者，並從環境景觀與生活領域的觀察與研究角色，來經營部落格。」我的格內文章分類架構包括公車、鏡子、安全使用電捲門、橋樑護欄、我的學習、生活故事、環境景觀、美食等課題編寫，累積相關的文章。

我寫的部落格文章，內容有描述與我的成長、興趣、未來願景、對生活環境觀察與研究心得等相關事物，與大眾生活息息相關。

當我的Yahoo部落格累積數十篇文章之後，便思考可再申請新的部落格，以區分我寫文章的方向與架構，就好比某個品牌的百貨公司，規劃不只一個館的經營方式，以吸引網友前來閱讀。

於是，我在二〇〇八年十月左右，先後到無名小站與Yam天空，成立了兩個新的部落格及網誌，之後就利用三個部落格的周邊欄位，設立了連結，就像三棟建築物，中間用天橋相互連結的感覺，讓網友可更方便地閱讀我在這三個部落格內放置的文章、照片或圖片。

重要的一環：部落格文章管理

當我在三個部落格中寫的文章，累積超過約一百篇以上，便感覺到文章管理的需求來了。「因為既有的文章內容，可能也會進行內容調整的需求。」因此在那時，我陸續將文章與圖片用Word等檔案備份，文章標題與網址並使用Excel等檔案建檔，從此之後，要調閱先前寫的部落格文章進行修改時，就滿方便的，不需要再費時去找。找出要修改的文章後，我透過部落格的編輯等功能，進行既有文章等資料修改、調整。

不同類別的文章，都是將與生活相關的資訊或個人看法感受，分享給前來瀏覽、閱讀的網友。

為了方便網友可從標題閱讀區，連結閱讀我在三個部落格內所撰寫的分類文章，就以類似圖書館的圖書分類方式，將三個部落格的文章依序分類，成立部落格文章閱讀館，當網友進入分類文章區的網頁後，就可看到相關文章標題網址，只要點閱網址，即可連結閱讀我寫的該篇部落格文章，就類似在圖書館找書時，利用圖書分類目錄查詢，來到所屬圖書分類的書架，找尋所要閱讀書籍的方式。

管理部落格像開店，格主如店長

我的三個部落格，分別擁有自行設定的版面風格，並經過色彩或樣式的選擇，至於邊欄的項目位置與內容，也盡力調整到方便大家閱讀的方式，並隨時閱讀網友給予我的留言或文章回應內容。

我覺得經營管理自己的部落格，就像管理一間商店，要如何陳列出屬於我擅長的領域，盡力將文章內容寫得充實，並掌握較能貼近社會大眾，或擁有持續閱讀需求等方向來寫，才能讓部落格每日都能有網友透過搜尋等方式，來閱讀我的文章或圖片，就像商店每日有客人入內選購他們所需要的產品，持續累積每一日的經營表現成果。

運用寫文章的思維，企劃事物

我寫文章除了表達我要傳達的觀念外，也了解如何企劃一件事物，例如大學畢業設計、碩士論文、研究事物、經營部落格等，都要思考為什麼要做這件案子？製作的方法？預期成果等。

例如，我將研究高架橋護欄的心得，寫成好幾篇文章。而每篇關於護欄的文章，都彰顯出我想要表達的觀念，例如，要如何減少跳橋的案件發生？到民權大橋上觀察的心得等。

在寫這些文章前，我會企劃為什麼要觀察護欄？如何準備資料？何時要到現場觀察？觀察時要怎麼紀錄？要如何將觀察心得寫成文章？要如何將此型護欄，推廣到其他的橋樑或建築物頂樓等處的女兒牆上？此型型鋼、支撐架，除了搭配在混凝土護欄上，是不是也可以搭配在透空格柵式的護欄上？

企劃事物讓我常動頭腦，持續查閱報章書籍或網路等資料，將獲得的知識與常識，加以融會貫通，想出適合的方式進行。

我寫部落格的心得

為了充實部落格內的文章內容，與擁有較好看的圖片或照片，我持續利用戶外活動、逛街等時刻，在可以拍照的前提下，盡力的拍出讓我滿意的圖片、照片，經過圖檔的挑選，找出其中幾張我覺得好看的圖檔，上傳到部落格相簿區存放。

至於文章撰寫部分，則持續透過閱讀報章書籍，或上網查閱其他網站或部落格文章習慣，以掌握文章所屬領域、圖文排版方式，與文字詞彙的運用，以持續強化寫文章的技巧，運用在寫部落格文章等需求上。

我逛了幾個部落格，例如彎彎，看著站內超多，已破億以上的瀏覽人次，欣賞著吸引人閱讀的插畫文章，及出書的資訊。還有四小折、九把刀等部落格，感受到每一位部落客在經營自己的部落格時，透過撰寫文章、使用圖片或照片、及版面編排風格的方式，來吸引網友瀏覽。

「我覺得撰寫與經營管理部落格，是一件充滿樂趣的事。」我習慣在這平台上，盡力寫出能和社會大眾需求接軌的文章，並適度搭配照片或圖片，希望能持續吸引網友來閱讀。

三十二歲的我，雖然雙眼有弱視等輕度視力障礙情形，而沒有找需要自備駕照的工作或事情來做，因此我找自己可做得到的興趣，加以充實並培養技能，例如，寫文章、畫圖、照相攝影、觀察、研究、企劃事物等，並持續觀察或研究與環境景觀和生活相關的事物，讓腦袋吸收知識與常識。希望藉由內文、圖面敘述，讓更多人可以閱讀到我親手寫的文章、拍攝的照片或繪製的圖片，所要表達的內容。

〔後記〕

出生前，拿取太多財寶的孩子

松益媽媽

曾經有人問我，在知道自己的孩子患有自閉症後，心裡的衝擊是怎麼調適過來的？還記得我的回答是：「老實說，當松益被醫生診斷為幼兒自閉症時，我反而是鬆了一口氣的。」

這並不是故作堅強，而是因為在那之前，我們幾乎已經抱定了最壞的打算，認為松益的部分異樣行為、沒有語言能力，或許可能是因為智能問題，或其他不可回復的傷害所導致。

但醫師對自閉症的說明，卻讓我們看到了一線生機——既然不是智能問題，既然是可以教、可以學的，就沒有什麼好絕望的啊！何況松益還小，醫師也說只要把握早療的黃金時期，進步空間是很大的。所以，在排隊等待進入台大兒心的那半年間，我每天都是懷抱希望在等著，期待能盡快學到方法，知道怎麼教自己的孩子。

我常覺得，「未知」比起任何事情都來得可怕。在決定帶松益就醫前，我們曾不只一次用「大隻雞慢啼」來解釋松益語言能力發展較慢的事實，看到他能連續好幾個小時，在堆肥皂、玩鏈條的重複動作中自得其樂，也只是自我安慰地認為，那只是因為大人們太忙，沒時間讓他和其他孩子互動的關係。

求神問卜，自然也是必經的過程。還記得，當時有個熱心的鄰居曾幫我們求來這樣一個答案——「松益出生前拿取了太多財寶，所以成長過程難免會有一些波折。」奇妙的是，當時也的確是松益的爸爸事業開始漸入佳境的時候。

只能說，種種因素和愈來愈忙碌的生活，都讓我們無力、也不願去深想，一心只期待著，等他再大一點，情況或許就會改善……。

幸好，當時有個任教於國小的親友，覺得松益的情形需要到醫院檢查，才正式開啟松益在台大兒心的緣分。

當松益開始接觸早療課程後，他的情況只能用「突飛猛進」來形容。從連「爸爸」、「媽媽」都不會叫，到眼見他逐漸能說出較長的句子，甚至被治療師稱讚在空間堆疊的遊戲中特別有天分，那種驕傲中帶著更多欣慰的心情，是很難跟人說清楚的。

所以，每次回想起那段期間，我的感覺只有「充實」兩個字。因為每天一早起床，就有好多事要做，有好多東西要教松益，其實是沒有太多時間感嘆的。尤其，看著他一天天進步，「大隻雞慢啼」似乎又變成一件可以期待的事，更讓這一切顯得甘之如飴。

雖然，整個求學的過程，又是另一個挑戰。尤其在松益國小一年級時，究竟要不要讓他先去所謂的「統合訓練班」（類似現在的特教班）學習一段時間，再轉到普通班級，著實讓我們困擾很久。

最後，是因為當時在台大兒心進行早療時，醫生與治療師提醒我們的一個觀念——「真正能幫助孩子的，其實還是父母。肯納自閉症的孩子，就像一般小孩一樣，每個人都是獨一無二的，都有很多個別差異，只有用心觀察與陪伴，才能知道他們最需要的是什麼。」

這讓我們決定，讓松益直接進入普通班級，而不是去爭取特教的資源。因為一來，我們很清楚松益是個模仿力很強的小孩，這樣的環境只會讓他原來已經學會的一些能力慢慢退步；二來，拜先前早療課程之賜，這些統合訓練都是我們已經開始進行，也懂得如何繼續進行的。

再加上，當時松益已經是很有自主意識，也很好勝的一個孩子。幼稚園老師就曾跟我們反映，有一天松益喝完牛奶後，就在垃圾桶邊站了老半天。當老師問他為何不將罐子丟掉時，只見松益昂著頭回答：「因為我不想讓我的牛奶罐被壓在最底下！」同樣的，他在家裡看到出現「自閉症」相關資料時，也曾明顯表現出抗拒。

可見，肯納症或許剝奪了他們的表達能力，卻不代表他們的感受性是不強的，也不代表他們不像其他孩子一樣，有各種各樣的脾氣與堅持。

當然，松益這一路以來的求學歷程，仍多虧了許多師長的協助與同學的包容，才能讓他一點一滴學會什麼叫同理，讓他在認知自己與他人的不同後，從中摸索出自己的生存之道。

回顧過去這三十多年，我或許沒辦法衷心感謝老天爺給我這樣一個考驗，但也不可否認，人生中許多的「得」，也正是因為松益的特殊。

就好比，從台大兒心時期就一直陪伴我們的詹和悅治療師和許多義工阿姨，直到松益成年，他們仍常是我們家的座上賓，從這些長年來，無私為許多肯納家庭奉獻的人身上，讓我看到人性最溫暖的一面。

也好比松益的妹妹，雖然就像她所形容的，和哥哥從小到大就像是「各自演著一齣難懂的默劇」，但我常會想，妹妹在成績上的優異表現，或許有一部分也必須歸功於她小時候，就常跟著哥哥一起進行許多感官與智能方面的啟發課程。

而對松益本身，從被診斷為自閉症者，到現在能悠遊在他最擅長、也最熱愛的景觀設計領域，甚至因為對7-11的長期研究而獲得肯定。

雖然有時，固執起來就像頭牛一樣、無法溝通的性格，真讓當父母的傷透腦筋！但轉念一想，如果不是他的固執，又怎麼會一頭鑽進這些領域裡，一鑽就是十幾、二十年，並且擁有現在這樣的成績!?

塞翁失馬，焉知非福。對我們家人來說，或許就因為上天少替松益開了一扇門，才讓我們有了與其他家庭不一樣的窗，並看見不同的世界。

希望這樣的幸運，也能降臨在更多有同樣情形的家庭裡。

〔後記〕

因為有你，讓我的人生也變得特別了起來

松益妹妹

說到我的哥哥，儘管他是一個很特別的人，小時候的我卻一直都沒有想要去瞭解他。我猜他也沒有。

回想從前與哥哥相處的時光，就像隔著玻璃窗對看，我們彼此觀察著對方的動作，彷彿看著一齣難懂的默劇。

小時候的我們就有很大的不同。畫畫的時候，哥哥畫房子，滿到紙張都容不下。我畫公主和小動物，最喜歡有大片的留白。在速食店買奶昔的時候，我喜歡巧克力，哥哥一定選香草。媽媽帶我們出門時有兩條路線，一條叫做逛街，一條叫做散步，哥哥永遠是不變的選擇——散步。

哥哥有一些特別讓人不解的地方，比方說他的固執是一座連愚公都移不了的山。又比方說，哥哥表達不開心的方法，小時候是亂叫，長大後是機械式的不停重複句子。記得小時候

我和表兄妹玩耍時，哥哥永遠都不加入我們，總是將身體扭曲成奇怪的姿勢，窩在一旁。偶爾發出奇怪沒人懂的聲音。以前他想要跟我互動的時候，他不是矇住我的眼睛，就是惡作劇地勒住我的脖子。即便我痛苦的喊停，他就是不說話。

老實說，這樣的哥哥，在成長的過程，有時候會讓我有點尷尬。

不過哥哥的成長過程，很多時候回想起來都讓人覺得無比心疼。

因為他眼睛分辨距離的功能，還有平衡感都比較差。哥哥從小到大，經常身上都是青一塊，紫一塊。一直到現在哥哥已經很大了，不再受傷了。媽媽都還是習慣一定要把家裡的急救箱，塞到滿滿的才會安心。我也還記得哥哥國中的時候，經常被同學惡作劇，常常下課得去垃圾桶翻撿課本，從小到大，也算不清到底去台灣書店補買了多少本書。

即使哥哥和我，在成長的過程並沒有太多的交集，我還是非常慶幸上天還有我的父母給了我一個手足。我們分享了很多溫暖的回憶。小時候懵懂的印象中，我們第一次在華江果菜市場看到小雞，小雞黃黃的毛，絨絨的，在溫溫的燈光下唧叫，真的好可愛。還記得我們兩個人都看到嘴巴張開開，覺得很開心。

還有，我們也曾一起養蠶寶寶。我們都把蠶養得超胖的。只可惜因為蠶寶寶的生命有一定的期限，後來他們都死光光了。以前我們有隻狗叫嘟嘟，天氣熱的時候，嘟嘟總是會找到全家最涼爽的一個點。我們就常跟著牠，一隻狗，兩個小鬼，躺在地上納涼。

還有，最開心的是，兩個人合力去把藏起來的電玩找出來打。適時發揮「守望相助」的精神，以便即時在爸媽踏入門的那一剎那前，把電玩藏回原本的地方。

我猜我們從來沒有想到要去瞭解對方。而且，等我們都大一點，兩人在學校裡的課業也變得很忙。直到有一天，情況有點改變。哥哥先伸出友誼的手。他告訴我，他很想我。

老實說，一開始我的確是覺得很噁心。也不知道他從哪裡學來了一種無比健康正面，像在連續劇中才會出現的語氣來說出這句話。我必須承認，我一直都不是一個柔軟有愛心的人，相反的，我的嘴巴還有點壞。我實在無法接受這樣的對白出現在我的生活中。而且說實話，跟哥哥相處真的很需要耐心，哥哥常不能夠了解我所表達的事情，也經常讓我的理智線崩斷。有時候，我甚至覺得哥哥是故意惹我生氣的。

可是也因為哥哥的友善與改變，我開始真正想去了解有關肯納症，還有亞斯伯格症患者的特徵。我後來發現，其實書上描寫得還滿準確的，哥哥的確有很多特徵符合描述。很多哥哥以前無法解釋的舉動與想法，我慢慢可以了解，並且比較知道如何跟他溝通。比方說，我在跟他說話的時候，會盡量的提供非常多的細節給他。也了解有時候他不是故意惹人不開心的，只是他不會解讀其他人想要表達的訊號。這也讓原本沒什麼耐心的我，開始自我鼓勵我——應該保持一顆了解體諒的心。

就這樣，我開始覺得有這樣的哥哥很酷。他，讓我的人生，也跟他一樣特別了起來。

後來想想，其實我之前過不去的點，應該是我多多少少還是希望有一個人扮演我心中投射的哥哥角色。我期望中的哥哥要比我強，可以照顧我，教導我。但是我一直到長到很大，有一點小小的年紀後才發現一個現實，就是其實在我倆之中，扮演照顧者的角色應該是我。過去的我，一直都是以一種很嚴苛的角度，期望有一天天上就有一道雷打下來，打通哥哥的任督二脈，他就可以了解一切我希望他可以懂的事。

很多人說，肯納症的小孩，就像是迷失在地球的外星人一樣。事實上，真的是如此。我不禁非常感謝所有在這領域研究的人員，他們給了許多與我相同背景的人很多的希望。雖然我們還不能夠住在外星球，但是他們提供了我們一本字典，讓我們更加的認識這些所不能被我們了解的家人。還有，我也非常感謝長期在肯納症領域奉獻的社工與志工們。像是從小就一直陪伴我們，台大兒心中心的詹和悅老師，還有台大星語社的大哥哥大姐姐們。他們對於我們全家來說，是非常大的支持與力量。在陪伴哥哥成長的路上，給我們安心與溫暖的幫助。

在許多肯納症孩子的家庭中，我相信一定也出現過類似的對話。我還記得小時候，媽媽殷殷切切跟我重複同樣的話，在我心中久久不能忘。媽媽說，如果有一天爸爸媽媽不在了，要我好好的照顧哥哥。

當時的媽媽，比起現在的我，大不了幾歲。我很難想像媽媽當時，在那樣的社會氛圍下，是承受怎麼樣的辛酸。又是以什麼樣的心情，說出這樣的話。

不過現在，我想要讓我的父母知道（雖然很害羞）——就是上天為我安排了哥哥，也替哥哥安排了我。即使我們再怎麼的不同，我們都是一家人。

謝謝哥哥教導我柔軟和耐心。我也會繼續努力的。

後記

寫這本書帶給我最大的感受，就是在撰寫過程中，不斷的回想從小時候到現在的成長印象，以及發生過的事。

為了完成這部作品，我持續動腦想事、閱讀了好幾本書及有保留的升學、課程等資料、欣賞自己的作品、上網查閱資料，也徵詢家人、親朋好友的意見，盼望透過多元方法吸收新知，並精進寫作技巧，以充實這本書的內容。我期望呈現出成長過程中的點點滴滴，讓各位讀者看到我曾經面臨的困境，更重要的是，看到我如何解決困難。

也希望讓讀者從我的實例中，看到肯納兒某些在他人看來毫無頭緒的行為與執著中，其實是有自己的思路與想法，而那很有可能就是未來走出一片天的線索。這樣比喻吧，我還在不說話、愛記路、愛畫畫、喜歡摸虎尾蘭葉子、看橋樑護欄的那幾個當下，要是沒有父母及周遭人的包容、支持與鼓舞，我能成為今天的蔡松益嗎？

這就是我要讓大家明瞭的一點：「正面的支持，遠遠好過於負面的責備。」

決勝起點：得到被接納的學習機會

到目前為止，超過三十二年的成長人生，我能擁有語言表達、和人交談互動、吸收多元知識及常識等能力，做到平穩的情緒管理，臉部適時帶有自然或笑容的表情，著重外貌，養成每日運動等習慣，都是以無比的恆心與毅力，來克服肯納自閉症套給我的枷鎖。

而能有現在的成果，最關鍵的就是幼稚園可以順利的入園就讀，並順利畢業。之後，才能從國小一路念到大學、研究所碩士班畢業。

在求學過程中，遇到好幾位指導細心，並在適當時機提供我開口說話機會的老師，讓我感受談話技巧在持續進步中。

成長中遇到幾位貴人

包括家人、詹治療師、幾位親戚朋友、學校老師、班上同學、文化大學資源教室、台灣肯納自閉症基金會工作伙伴等，都是在我成長過程中，提供了交談互動機會的貴人。

「我為何稱他們為我的貴人呢？」因為他們都秉持著耐心，陪伴我談話，雖然在過程中，我難免出現不恰當的語詞、開口時機或肢體動作，甚至遇上不如意的事而突然發脾氣，但他們不但不責罵我、遠離我，反而用愛的鼓勵，提出改善的方法，提醒我調適說話技巧、時機、肢體動作與情緒管理，讓我能表現得愈來愈好。

幾乎天天和我談話、互動的貴人，是我的家人，包括爸爸、媽媽與妹妹。當我和家人交談或互動的過程中，如有不恰當或妨礙他人說話的行為發生時，家人會第一時間提醒我留意，且樂於和我談天，彼此交換生活中所得的知識與常識，例如，討論如何運用每位成員的智慧，來營造幸福的家庭。

除了家人外，最常與我談論多元話題的，包括詹治療師、懷生國中輔導室彭老師（男）、內湖高中輔導室彭老師（女）、文化大學資源教室的輔導人員、工讀生與義工等人。他們都習慣帶著耐心，與我談話，雖然有時我會只顧著聊自己有興趣，但對方不一定想聽的話題，但他們不會不聽或敷衍我，而是在談論過程中，順著我的興趣話題聊，並適時提及其他新話題，讓新話題與我的興趣話題相結合，使得談話內容廣泛化。他們用潛移默化的方法，讓我瞭解到，應當重視聊天中其他人的感受與參與度。

我在與人談話互動時，也會適時善用打招呼、謝謝等語詞，讓雙方都能感受到有禮貌的氣氛。

傾聽彼此間的聲音

我的說話技巧能獲得發展的空間，歸功於和這些貴人談話時，他們能傾聽我的想法，同時，他們也說出自己的看法，大家集思廣益，腦力激盪，讓談話內容充實豐富。

我樂於傾聽彼此間的聲音，並盡力用平穩不急躁的口氣，適當音量，臉部帶著愉快的表情，用較具正面或鼓勵性質的詞彙來互動，若遇上值得大笑的事，便會大笑一會，讓整個談話氣氛充滿融洽的感受。

在這種氣氛中，雙方都可以吸收到滿多的資訊或經驗，以樂觀思維思考，持續運用到日常生活中，不論在生活上、事業上、學習上、身心健康上、愛護地球觀念上等領域，能有不同程度的正面效益，讓人生過得健康、充實。

與所有肯納兒共勉

以我的成長經驗來看，每一位肯納兒都可以在被包容、接納的環境中，自我努力，學習成長，活出屬於自己的人生。

要讓一位肯納兒透過復健、教育等方式，發展出人際關係、語言溝通、良好的生活習慣、行為，是需要透過相關治療師、學校老師（包括特教老師）、家長等人的共同努力，秉持著耐心、恆心、毅力、不放棄他們的信念，引領他們學習成長。

當你閱讀了這本書之後，若家中有肯納兒，你可將我的人生成長過程作為經驗分享，我也希望能夠藉此機會鼓舞你。不過，每位肯納兒在身體與心理上都有不同的表現方式，是需要透過醫師、治療師、心理師等專業人士，依照個人身體情況、生活作息、行為、興趣等指標，進行相關的早期治療工作，因此，家長對於家中的肯納兒，不論是兒童（小朋友），還是青少年乃至成人，不需勉強或期待他們的程度要和某個過來人一樣好，只要在家長、治療師、老師等人盡力的引領中，保有他們專注某些事物的興趣、天分，透過教育等方式來持續學習成長即可，以免造成過大的身心壓力。

我相信，只要秉持著用心、耐心的耕耘，就可提高肯納兒與社會大眾接軌的機會，每一個人都可以為這進步的社會，依自己的興趣與專長，來付出與貢獻。

希望每位讀者身心健康，生活愉快。

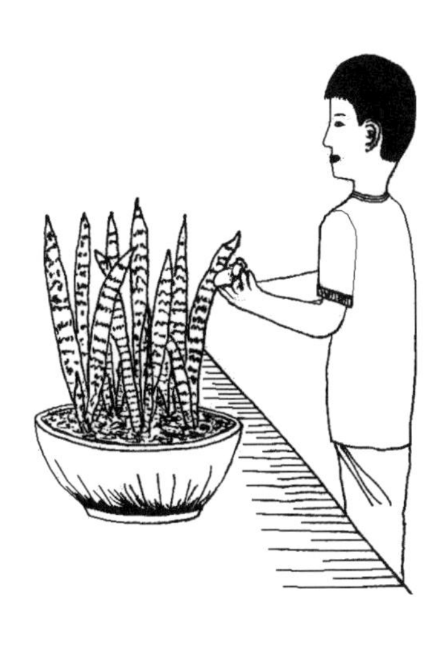

People 38

會說話的虎尾蘭

作者——蔡松益
企劃選書——何宜珍
特約編輯——蕭秀琴

版權——吳亭儀、江欣瑜、游晨瑋
行銷業務——周佑潔、賴玉嵐、林詩富、吳藝佳、吳淑華
總編輯——何宜珍
總經理——彭之琬
事業群總經理——黃淑貞
發行人——何飛鵬
法律顧問——元禾法律事務所 王子文律師
出版——商周出版
115台北市南港區昆陽街16號4樓
電話:(02)2500-7008 傳真:(02)2500-7759
E-mail:bwp.service@cite.com.tw
Blog:http://bwp25007008.pixnet.net./blog
發行——英屬蓋曼群島商家庭傳媒股份有限公司城邦分公司
115台北市南港區昆陽街16號8樓
書虫客服專線:(02)2500-7718、(02)2500-7719
服務時間:週一至週五上午09:30-12:00;下午13:30-17:00
24小時傳真專線:(02)2500-1990;(02)2500-1991
劃撥帳號:19863813 戶名:書虫股份有限公司
讀者服務信箱:service@readingclub.com.tw
城邦讀書花園:www.cite.com.tw
香港發行所——城邦(香港)出版集團有限公司
香港九龍土瓜灣土瓜灣道86號順聯工業大廈6樓A室
電話:(852)25086231 傳真:(852)25789337
E-mailL:hkcite@biznetvigator.com
馬新發行所——城邦(馬新)出版集團 Cité (M) Sdn Bhd
41, Jalan Radin Anum, Bandar Baru Sri Petaling,
57000 Kuala Lumpur, Malaysia.
電話:(603)90563833 傳真:(603)90576622
E-mail:services@cite.my

美術設計——copy
印刷——卡樂彩色製版印刷有限公司
經銷商——聯合發行股份有限公司 電話:(02)2917-8022 傳真:(02)2911-0053

2011年08月14日初版
2024年12月10日二版
定價360元 Printed in Taiwan

城邦讀書花園 www.cite.com.tw

ISBN 978-626-390-302-9
ISBN 978-626-390-298-5(EPUB)

線上版讀者回函卡

國家圖書館出版品預行編目(CIP)資料

會說話的虎尾蘭/蔡松益著. -- 2版. --
臺北市:商周出版:英屬蓋曼群島商家庭傳媒股份有限公司城邦分公司發行,
2024.10 272面;14.8×21公分. --(People;38)
ISBN 978-626-390-302-9(平裝)
1. CST:自閉症 2. CST:通俗作品 415.988 113014487